口腔颌面外科疾病
临床诊断要点与规范治疗原则

Clinical diagnosis essentials and normative treatment principle of oral and maxillofacial surgery diseases

主 编 杨 凯

编 者（以姓氏笔画为序）

王 涛　重庆医科大学附属口腔医院	李雅冬　重庆医科大学附属第一医院
付小娟　重庆医科大学附属儿童医院	张劲松　重庆医科大学附属第一医院
孙德平　重庆医科大学附属大学城医院	张福军　重庆医科大学附属第一医院
陈 丹　重庆医科大学附属第一医院	杨 凯　重庆医科大学附属第一医院
陈 睿　重庆医科大学附属第一医院	项 立　重庆医科大学附属儿童医院
李万山　重庆医科大学附属儿童医院	赵 丹　重庆医科大学附属第一医院
李汶洋　重庆医科大学附属口腔医院	唐 洪　重庆医科大学附属第一医院
李志刚　中国人民解放军陆军军医大学新桥医院	廖礼姝　重庆医科大学附属儿童医院

人民卫生出版社
·北京·

图书在版编目（CIP）数据

口腔颌面外科疾病临床诊断要点与规范治疗原则 / 杨凯主编 . —北京：人民卫生出版社，2023.8

ISBN 978-7-117-35205-5

Ⅰ. ①口… Ⅱ. ①杨… Ⅲ. ①口腔颌面部疾病–口腔外科学–诊疗 Ⅳ. ①R782

中国国家版本馆 CIP 数据核字（2023）第 160984 号

人卫智网	www.ipmph.com	医学教育、学术、考试、健康，购书智慧智能综合服务平台
人卫官网	www.pmph.com	人卫官方资讯发布平台

口腔颌面外科疾病
临床诊断要点与规范治疗原则
Kouqiang Hemian Waike Jibing
Linchuang Zhenduan Yaodian yu Guifan Zhiliao Yuanze

主　　编：杨　凯
出版发行：人民卫生出版社（中继线 010-59780011）
地　　址：北京市朝阳区潘家园南里 19 号
邮　　编：100021
E - mail：pmph @ pmph.com
购书热线：010-59787592　010-59787584　010-65264830
印　　刷：人卫印务（北京）有限公司
经　　销：新华书店
开　　本：787 × 1092　1/16　　印张：18　　插页：2
字　　数：258 千字
版　　次：2023 年 8 月第 1 版
印　　次：2023 年 9 月第 1 次印刷
标准书号：ISBN 978-7-117-35205-5
定　　价：69.00 元

打击盗版举报电话：**010-59787491**　**E-mail：WQ @ pmph.com**
质量问题联系电话：**010-59787234**　**E-mail：zhiliang @ pmph.com**
数字融合服务电话：**4001118166**　　**E-mail：zengzhi @ pmph.com**

主编简介

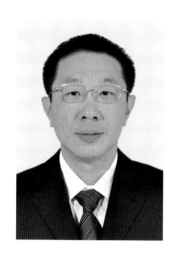

　　杨凯，二级教授，主任医师，博士生导师，博士后合作导师，毕业于华西医科大学口腔医学专业（现四川大学华西口腔医学院），一直从事口腔颌面外科临床、教学和科研工作。现任重庆医科大学附属第一医院口腔颌面外科主任和口腔医学教研室主任，中国抗癌协会口腔颌面肿瘤整合医学专委会常委，中华口腔医学会口腔颌面-头颈肿瘤专委会委员，中华口腔医学会牙及牙槽外科专委会委员，中国医师协会口腔医师分会委员，国家自然科学基金和国家教育部学位论文评审专家，首批国家住院医师规范化培训结业考核题库建设专家。重庆市口腔医学学术技术带头人，重庆英才·创业创新领军人才，重庆市高校中青年骨干教师，重庆市口腔医疗质量控制中心口腔颌面外科与急救专家组组长，第三届重庆市口腔颌面外科专委会主任委员。先后获省部级医学科技进步奖4项，获批国家自然科学基金项目及省市级医学研究课题10余项（项目负责人），作为牵头人或主要参加者制订发布口腔颌面外科专业相关专家共识和指南10余项，以第一作者或通讯作者发表论文170余篇（SCI收录50余篇）。主编、主译或参编医学教材和专著10部，5项成果获中国专利授权，已招收培养硕士、博士及博士后60余名。

前　言

　　口腔颌面外科疾病包括口腔、颌面部及部分颈部的软组织（肌肉、血管、神经、淋巴和皮肤等），颌面诸骨，牙槽及牙周，颞下颌关节和唾液腺等组织发生的肿瘤、感染、损伤、畸形及缺损等众多相关疾病。

　　我们在长期的临床和教学工作中体会到：住院医师规范化培训阶段学生、专业学位研究生等年轻医师们经过大学本科专业理论学习和短期临床实习后，已掌握了本专业的初步基础知识。在此基础上，对于这些获得医师资格，刚进入临床一线进行"实战"的年轻医师们，除了需要掌握各种临床基本操作技术外，最重要的就是要尽快熟悉和掌握各种疾病的主要病因、诊断要点、需要注意的鉴别诊断以及规范的治疗原则等这几方面"实战"知识。这样，从长远来说，学生们才能沿着正确的规范化诊疗道路发展；从短期来说，这些刚进入临床一线进行"实战"的年轻医师才能及时书写合格的病历、及时与患者进行正确的医患沟通、及时有目的地对患者进行进一步的检查、及时提出较为准确的临床诊断和需要注意鉴别的疾病，以及及时制订正确的初步治疗方案和进行正确的治疗操作等等。虽然目前口腔颌面外科相关教材和专著较多，但由于口腔颌面部疾病病种众多，疾病组织来源丰富，而各类专著和教材的内容较多、较深或较散，适合于学生们系统学习和慢慢理解，广大年轻医师们常常需要花费多年的时间去查阅多种书籍并不断总结才能掌握。同时由于各种原因，住培生及年轻医师们一般也没有主动去查找和阅读相关指南或专家共识的习惯，所以他们对目前疾病的前沿临床研究证据、目前最佳或合理的治疗原则及方案等缺乏了解。我们编著本书的目的就是让住院医师规范化培训学生及临床一线的年轻医师在繁忙的临床和科研工作中尽快掌握各种疾病的主要病因、诊断要点、治疗原则及相关指南或专家共识要求的主要内容。

　　该书主要是基于目前国内外多类教材和各种相关疾病的最新指南或专

家共识,以及一些经典专著和文献的内容,结合我们长期的临床教学经验,以青年医师容易理解、记忆和查找的方式编写而成。该书包括了口腔颌面外科200多种疾病,对每种疾病描述分为三部分:第一部分为病因;第二部分是诊断与鉴别诊断,即从疾病的病史、症状、临床体征、影像及生化检查等方面,通过对本专业内多个学科教材内容的整合,将反映每种疾病特征的诊断要点用规范标准的术语简要明确地汇总在一起,同时提出需要注意的鉴别诊断,让一线年轻临床医师在繁忙的工作中能很快掌握并应用;第三部分是治疗原则及方案,这部分也是本书的亮点之一,该部分在基于整合国内外教材和经典专著的基础上,加入了目前最新指南或专家共识的内容,简明扼要地阐述每种疾病现有的各种最佳或合理的治疗方法、原则及适应证。由于目前已有较多相关专著和手术图谱等书籍,本书治疗部分不包括具体操作方法和步骤,学生们可进一步参考相关专著、手术图谱以及在上级医师指导下进行。

该书的编者主要由长期从事口腔颌面外科临床和教学工作,具有丰富临床和教学经验的中年专家组成。该书的资料内容已在重庆市对500余人次的口腔颌面外科青年医师、住培生、区级和县级骨干医师培训班学员、研究生、进修生及口腔全科医师等进行培训,收到了很好的效果,证明是一本非常适合于住培生、青年医师及区县级骨干医师临床实际需要的书籍。

由于我们的知识水平有限,同时相关诊疗方法也在不断动态发展,文中难免存在缺点和争议,我们诚恳地希望同行们提出批评和建议。

杨 凯

2023 年 4 月于重庆

目　录

第一章

牙及牙槽外科

第一节　阻　生　牙

【病因】

由于邻牙、骨及软组织阻碍只能部分萌出或完全不能萌出,以后也不能萌出的牙称为阻生牙。主要原因是颌骨发育不足,无足够间隙容纳全牙列。

【诊断与鉴别诊断】

1. 好发于下颌第三磨牙、上颌第三磨牙和上颌尖牙。

2. 口内可见牙冠部分萌出或未萌出,仅能以探针探及牙冠,有时仅表现为局部牙龈隆突。

3. 下颌第三磨牙阻生常可反复发生患牙处食物嵌塞、不适感,冠周组织红肿、疼痛,张口受限等症状。

4. 下颌第三磨牙牙冠表面龈瓣与牙冠间常可探及盲袋形成,有时邻牙可探及龋坏。

5. 根尖片或全景片表现为未完全萌出或完全位于骨内的高密度牙影。CBCT检查可明确阻生牙与下颌神经管和上颌窦等结构的位置比邻关系。

6. 应注意与牙瘤、牙骨质瘤以及不同阻生类型之间的鉴别。

【治疗原则及方案】

1. 局部治疗　局部有急慢性炎症时可行冠周或盲袋冲洗。勤漱口,保持口腔卫生。

2. 药物治疗　冠周组织炎症急性发作时,给予抗生素控制感染。

3. 手术治疗　冠周炎症急性发作有脓肿形成时,应行切开引流;正位阻生牙且对殆牙正常萌出者可择期行龈瓣切除术,以使阻生牙正常萌出;对于无法正常萌出,反复发炎或引起其他病变的阻生牙应尽早拔除。

第二节　颌骨骨突与萎缩

一、颌骨骨突

【病因】

具体病因不清,可能与局部炎症刺激、创伤、发育畸形、遗传等因素有关。

【诊断与鉴别诊断】

1. 常见的有硬腭正中的腭隆突、下颌尖牙及前磨牙舌侧的下颌隆突、上颌结节区的上颌结节肥大,以及牙槽突区突出的尖或嵴。

2. 口内相应病变部位表现为骨尖、骨突、骨嵴、倒凹或隆起,表面覆盖较薄的正常黏膜。可引起义齿就位困难、翘动、压痛。

3. X线检查表现为局部有不同形态的骨性突起,密度正常或稍高。上颌正位曲面体层片及CT冠状扫描可明确腭隆突增生的范围及至鼻腔的距离。

4. 应与颌骨肿瘤、颌骨囊肿和骨内阻生牙相鉴别。

【治疗原则及方案】

1. 保守治疗　较小的骨隆突,或无任何影响者可观察,不予处理。

2. 局部治疗　对于孤立的小骨尖,可用钝器垫以纱布直接锤击将其挤压平复。

3. 手术治疗　对于较大的骨隆突或引起义齿就位困难、翘动、压痛等症状者可行骨隆突修整术。

二、牙槽突萎缩

【病因】

由于局部炎症、外伤或手术,牙缺失后导致牙槽骨失去功能刺激,局部义齿的压迫,机体激素水平下降,营养或微量元素摄入不足等原因导致的牙槽骨吸收和萎缩。

【诊断与鉴别诊断】

1. 可见病变区牙临床牙冠变长,根面暴露,冷热诊及探诊敏感,邻间隙变深,常见食物嵌塞,可有不同程度的牙松动。

2. 无牙颌患者可见牙槽突低平、缩窄,反𬌗,义齿固位较差。

3. 常有咀嚼功能差,伴营养不良,精神状态差,面型不对称。

4. 全景片或 CBCT 表现为牙槽骨吸收,牙槽突高度和宽度降低。

5. 应注意对牙槽突萎缩的不同病因进行鉴别。

【治疗原则及方案】

手术治疗　对于轻度牙槽突萎缩者可行唇颊沟加深术。对于牙槽突严重萎缩者,单纯唇颊沟加深术不能使义齿获得足够固位力时,可采用自体骨或生物材料人工骨植入行牙槽突重建术,或行垂直牵张成骨术修复萎缩的牙槽突。

第三节　唇舌系带畸形

一、唇系带过短

【病因】

牙缺失后牙槽嵴吸收导致唇系带附丽过度接近牙槽嵴顶部或先天性发育异常所致。

【诊断与鉴别诊断】

1. 多见于幼儿及上颌前牙缺失者。
2. 口内可见唇系带附丽过度接近牙槽嵴顶部。
3. 儿童常可见上颌切牙间间隙增宽。
4. 唇系带的上唇底部两侧可见有食物残渣遗留。
5. 少数可伴有吮吸或食物喂养困难,若伴有这些症状时应注意与唇系带过短鉴别。

【治疗原则及方案】

手术治疗　行唇系带矫正术。对婴幼儿、儿童及牙科恐惧症患者,建议采用舒适化治疗的方式,常用舒适化治疗的方式有:七氟烷吸入全麻(门诊),围手术期局部涂擦复方甘菊利多卡因凝胶。

二、舌系带过短

【病因】

先天性发育异常或牙缺失后下颌牙槽突的吸收和萎缩导致舌系带附着点接近牙槽嵴顶所致。

【诊断及鉴别诊断】

1. 多见于婴幼儿、儿童及下颌前牙缺失者。

2. 舌不能自由前伸或前伸受限,舌前伸时舌尖成 "W" 形,同时舌尖不能上抬或上抬不能舔到上牙龈腭部。

3. 口内可见舌系带的附着接近牙槽嵴顶,舌系带与下颌切牙切缘处常可见褥疮性溃疡。

4. 常有卷舌音和舌腭音发音障碍,连续发音的语音清晰度差或言语缓慢。

5. 婴幼儿可伴有吮吸或食物喂养困难。

6. 用食指指腹触诊舌下及口底区时,可扪及条索状物。

7. 少数患者可导致伴有咬合异常、张口呼吸、口腔颌面部肌功能障碍、睡眠呼吸障碍和咽鼓管堵塞等。当伴有上述症状时应注意与舌系带过短鉴别。

【治疗原则及方案】

1. 手术治疗　行舌系带矫正术。建议手术在舒适化治疗的方式下进行,方法同唇系带过短。

2. 个体化综合治疗　对伴有功能障碍的舌系带过短者应联合多学科进行个体化治疗。即对导致吮乳及食物喂养困难的婴幼儿应尽早行手术矫正,同时联合营养师或哺乳顾问共同诊疗;如仅为预防或治疗发音障碍,手术则可在 1.5~2 岁进行,同时联合语音治疗师或语言病理学家共同诊疗;如伴有咬合异常、咽鼓管堵塞和口腔颌面部肌功能等障碍,则应联合口腔正畸科医师、耳鼻咽喉头颈外科医师、肌功能训练师或康复科医师等共同参与诊疗。

第四节　口腔上颌窦瘘

【病因】

口腔上颌窦瘘是口腔与上颌窦相通形成的,常由炎症、创伤或手术所导致。

【诊断与鉴别诊断】

1. 一般有局部创伤或上颌磨牙拔除或颌骨囊肿刮除手术史。

2. 患者捏鼻鼓气时,空气可由口腔瘘口排出。

3. 口腔内液体可经瘘口进入鼻腔。

4. 患侧鼻孔常有脓性分泌物,可出现鼻塞、流涕、头痛等上颌窦炎症状。

5. 口腔内上颌磨牙区可探及与上颌窦相通的瘘口。

6. X 线片检查常可见窦道处骨密度降低,CBCT 或 CT 加颌骨三维重建可明确瘘口的具体部位和范围。

7. 注意鉴别是否伴有上颌窦炎、牙根及异物滞留。

【治疗原则及方案】

1. 局部治疗 有上颌窦炎者,可经瘘口行上颌窦冲洗,同时给以滴鼻剂;瘘口较小者可用硝酸银或三氯醋酸液烧灼瘘管上皮,也可用器械搔刮去除上皮,重复进行使其自然愈合。

2. 药物治疗 上颌窦炎严重者,应给予抗感染药物治疗。

3. 手术治疗 拔牙导致的新鲜瘘口,若直径小于 6mm,可行颊舌侧牙龈缝合术,保护固定血凝块促进愈合;大于 6mm 的新鲜瘘口或经其他治疗无效的陈旧性瘘口,应采用颊瓣或腭瓣转移行口腔上颌窦瘘修补术。

（张福军　杨　凯）

第二章

口腔颌面部肿瘤和瘤样病变

第一节 口腔颌面部囊肿

一、皮脂腺囊肿

【病因】

为皮脂腺排泄管阻塞,皮脂腺囊状上皮被逐渐增多的内容物膨胀而形成的潴留性囊肿。

【诊断与鉴别诊断】

1. 常发生于面部,大小不一,呈圆形,边界明显,质地软,可活动。

2. 囊肿顶部与皮肤粘连,中央有一小色素点,依据此点可与皮样囊肿和表皮样囊肿鉴别。

3. 囊内内容物为白色凝乳状皮脂腺分泌物。

4. 一般无自觉症状,若伴有继发感染时可有疼痛、红肿和化脓等。

5. 少数可恶变为皮脂腺癌,最终确诊需结合组织病理学检查。

6. 注意与皮样囊肿、表皮样囊肿、纤维瘤和脂肪瘤相鉴别。

【治疗原则及方案】

手术治疗 完整摘除囊肿,注意应切除与囊肿粘连的皮肤。如病理证实为恶性,应按恶性肿瘤治疗原则处理。

二、皮样囊肿或表皮样囊肿

【病因】

由胚胎发育时期遗留于组织中的上皮细胞发展而形成。表皮样囊肿也可因损伤或手术使上皮细胞植入而形成。

【诊断与鉴别诊断】

1. 多见于儿童及青少年,好发于口底、颏下部。

2. 生长缓慢,呈圆形,与四周无粘连,触诊坚韧有弹性,似面团样。

3. 穿刺可抽出乳白色豆渣样物。

4. 一般无自觉症状,伴有感染可出现疼痛、红肿和化脓等。

5. 皮样囊肿囊壁由皮肤和附件所构成,囊内多含毛发、汗腺等,而表皮样囊肿囊壁无皮肤附件。

6. 超声检查表现为囊壁回声较明显,内部可见散在强弱不一的光点,边缘清晰。CT 显示囊肿呈圆形或卵圆形,边缘光滑,增强后囊肿无强化表现。

7. 根据囊肿发生部位及囊肿内容物注意与甲状舌管囊肿、鳃裂囊肿、口外型或哑铃型舌下腺囊肿相鉴别。

【治疗原则及方案】

手术治疗 完整摘除囊肿。

三、甲状舌管囊肿(瘘)

【病因】

系胚胎发育时期甲状舌管退化不全的残留上皮发育形成的先天性囊肿。

【诊断与鉴别诊断】

1. 多见于儿童,也可见于成人。

2. 囊肿发生在从舌盲孔至胸骨切迹的颈正中线上的任何部位,但以舌骨上下最为常见。

3. 生长缓慢,呈圆形,质软,周界清楚,活动无粘连。位于舌骨以下者可随伸舌及吞咽动作而移动。

4. 如继发感染破溃,或因脓肿形成切开引流后,可形成甲状舌管瘘。

5. 穿刺检查可抽出透明或微浑浊的黄色液体。

6. 超声检查表现为边缘光滑的圆形液性暗区,内部回声较少,呈均匀分布。CT一般呈圆形或类圆形,囊壁密度因与周围软组织相似,故常显示不清,增强后囊壁可呈轻度环形增强,囊液无增强。用造影剂行瘘管造影在X线下可显示甲状舌管瘘瘘口的位置、大小和走向。

7. 注意与舌异位甲状腺、皮样囊肿或表皮样囊肿相鉴别。舌异位甲状腺常位于舌根部或舌盲孔的咽部,呈瘤状突起,表面蓝紫色,质地柔软。患者常有典型的"含橄榄"语音,较大时可有不同程度的吞咽及呼吸困难。核素 ^{131}I 扫描可见舌异位甲状腺部位有核素浓集。

【治疗原则及方案】

手术治疗 行囊肿及窦道切除术,若囊肿与舌骨粘连,应将粘连部分的舌骨一起切除。

四、鳃裂囊肿(瘘)

【病因】

为胚胎发育期鳃裂残余组织发展所形成的囊肿。

【诊断与鉴别诊断】

1. 可发生于任何年龄,但常见于 20~50 岁。

2. 囊肿位于颈部侧方。位于下颌角以上者常为第一鳃裂来源;位于颈侧中上部者多为第二鳃裂来源;位于颈根区者多为第三、第四鳃裂来源。其中最多见的是第二鳃裂来源者。如有继发感染,可出现疼痛。囊肿穿破后可在颈部形成长期不愈的瘘。有时鳃裂囊肿伴有先天性的内瘘口。第一鳃裂内口在外耳道;第二鳃裂内口在咽侧腭扁桃体窝;第三、四鳃裂内口则通向梨状窝或食道上段。

3. 囊肿质地柔软,有波动感。

4. 穿刺抽吸可见有黄色或棕色的清亮液体,含或不含胆固醇结晶。

5. 鳃裂囊肿可恶变,但少见。

6. 超声检查表现为圆形或卵圆形的液性暗区,边缘光滑整齐,内部回声较均匀。CT 示囊肿呈圆形或类圆形,增强后囊壁常有轻度环形增强,囊液无增强。造影检查可明确瘘管走向及开口部位。

7. 鳃裂囊肿应与腮腺囊肿(囊液有淀粉酶)、大囊型淋巴管畸形(囊液为淋巴液)、甲状腺转移癌(可抽出棕色液体)和颈动脉体瘤(有搏动)等相鉴别。

【治疗原则及方案】

手术治疗 手术完整摘除囊肿和瘘管。如病理证实为恶变,应按恶性肿瘤治疗原则处理。

五、根端囊肿

【病因】

系由根尖肉芽肿慢性炎症刺激引起牙周膜内的上皮残余增生、坏死、液化而形成。

【诊断与鉴别诊断】

1. 囊肿多见于前牙区,常在口腔内相应部位发现深龋、残根或死髓牙。

2. 生长缓慢,无症状,囊肿增大可致颌骨膨隆。

3. 在囊肿相应牙龈有时可见瘘口,发生感染时可伴有局部红肿、疼痛。

4. X线表现为圆形或卵圆形单房阴影,根尖在囊腔内。

5. 注意与球上颌囊肿(根尖不在囊腔内)、含牙囊肿、始基囊肿、鼻腭囊肿和正中囊肿相鉴别。

【治疗原则及方案】

手术治疗 彻底刮除囊肿,囊腔内的牙根应与口腔内科或牙体牙髓科会诊后确定行根管治疗或拔除。

六、始基囊肿

【病因】

成釉器发育的早期阶段,在炎症和损伤刺激后,成釉器的星状网状层变性,并有液体渗出而形成的囊肿。

【诊断与鉴别诊断】

1. 多见于下颌磨牙区和下颌升支,口腔内可伴有缺牙或有多余牙。

2. 囊肿无症状缓慢增大,多向唇颊侧膨出,可致颌骨膨隆、面部变形,扪之有乒乓球样感觉。囊肿压迫致牙槽骨吸收,邻牙松动移位。骨破坏严重可有病理骨折。

3. 穿刺有草黄色或草绿色液体,内含胆固醇结晶。

4. X线表现为边界清晰的单房或多房阴影,不含牙,此点可与含牙囊肿相鉴别。

5. 注意与含牙囊肿、牙源性角化囊肿和壁性成釉细胞瘤相鉴别。

【治疗原则及方案】

手术治疗　手术完整摘除囊肿。对大型囊肿术后余留的下颌骨骨质不足可能导致骨折者或直径大于 3.5cm 的囊肿,或波及髁突、累及恒牙胚、下颌神经管及上颌窦底的大型囊肿可行囊肿开窗术,待囊肿缩小后再行手术刮除。

七、含牙囊肿

【病因】

发生于牙冠与牙根形成之后,由于缩余釉上皮与牙冠面之间出现液体渗出而形成的囊肿。

【诊断与鉴别诊断】

1. 多见于下颌磨牙区和上颌尖牙区,口腔内可伴有缺牙或有多余牙。

2. 囊肿无症状缓慢增大,可致颌骨膨隆、面部变形,扪之有乒乓球样感。囊肿压迫致牙槽骨吸收,可致邻牙松动移位,骨破坏严重可有病理骨折。

3. 发生于上颌的囊肿可突向鼻腔、上颌窦,严重者引起复视。

4. 穿刺可见草黄色或草绿色液体,显微镜下可见内含胆固醇结晶。

5. X 线表现为边界清晰的单房或多房阴影,周围常有白色骨质反应线,囊肿内含牙,牙冠在囊腔内,此点可与根端囊肿和始基囊肿相鉴别。

6. 应特别注意与牙源性角化囊肿和壁性成釉细胞瘤相鉴别,最终确诊需结合组织病理学检查。

【治疗原则及方案】

手术治疗　摘除囊肿,拔出囊肿内牙齿及牙囊。对大型含牙囊肿手术原则同前始基囊肿。

八、牙源性角化囊肿

【病因】

来源于原始的牙胚或牙板残余。

【诊断与鉴别诊断】

1. 多见于青年人,好发于下颌第三磨牙及下颌升支部。

2. 生长缓慢,早期无症状。逐渐增大可使颌骨膨隆导致面部畸形。骨质受压变薄时,触诊有压乒乓球样感。

3. 穿刺抽出内容物为乳白色角化物或皮脂样物质。

4. X线片显示为圆形或卵圆形的单房或多房阴影,含牙或不含牙,常表现为沿颌骨长轴生长(下颌明显)。牙根吸收少见,多成斜面状。

5. 牙源性角化囊肿可恶变。牙源性角化囊肿可同时伴有皮肤基底细胞痣(或基底细胞癌)、分叉肋、眶距增宽、颅骨异常和大脑镰钙化时,诊断为"痣样基底细胞癌综合征"或"多发性基底细胞痣综合征"。如临床上仅为多发性角化囊肿而无基底细胞痣(癌)等症状时,称角化囊肿综合征。

6. 应注意与成釉细胞瘤、含牙囊肿和始基囊肿相鉴别。最终确诊需结合组织病理学检查。

【治疗原则及方案】

手术治疗 牙源性角化囊肿易复发,彻底刮除后对骨腔壁用苯酚烧灼或冷冻处理,或用骨钻去除周围 1~2mm 的骨质,如囊壁穿透骨质应将与之粘连的被覆黏膜一并去除。对复发病例应行周围部分颌骨切除术。对刮除囊肿后余留骨较少不能承受正常功能力量,有可能发生骨折者,或波及髁突、下颌神经管及上颌窦底等重要解剖部位的大型囊肿,可先行囊肿开窗术,6~18 个月后待囊肿明显缩小,连续 2 次影像学检查无显著变化后再行手术。

九、球上颌囊肿

【病因】

由胚胎发育期球状突与上颌突融合处残留上皮发育而来。

【诊断与鉴别诊断】

1. 多见于儿童及青少年。

2. 囊肿发生于上颌侧切牙与尖牙之间,牙常被排挤而移位。

3. 根据囊肿大小可出现不同程度的颌骨骨质的膨胀。

4. X 线检查表现为囊肿阴影在上颌侧切牙与尖牙牙根之间,而不在根尖部位。

5. 注意根据囊肿发生的位置和与牙齿的关系与根端囊肿、始基囊肿和含牙囊肿相鉴别。

【治疗原则及方案】

手术治疗 应早期手术摘除囊肿,以免导致邻牙被继续排挤移位。

十、鼻腭囊肿

【病因】

为胚胎发育期切牙管残余上皮发育而来。

【诊断与鉴别诊断】

1. 多见于儿童及青少年。

2. 囊肿位于切牙管内或附近,根据囊肿大小可出现不同程度的颌骨骨质的膨胀。

3. X 线表现为切牙管扩大的囊肿阴影。

4. 根据囊肿发生的位置和与牙齿的关系可与始基囊肿和球上颌囊肿相鉴别。

【治疗原则及方案】

手术治疗　手术完整摘除囊肿。

十一、正中囊肿

【病因】

为胚胎发育期两侧腭突或两侧下颌突之间融合处残留上皮发育而来。

【诊断与鉴别诊断】

1. 多见于儿童和青少年。

2. 囊肿位于切牙孔之后,腭中缝的任何部位。亦可发生于下颌正中线处。

3. X线表现为上颌或下颌中线区有囊状低密度影,与牙无关。

4. 根据囊肿发生的位置和与牙齿的关系可与含牙囊肿、鼻腭囊肿和球上颌囊肿相鉴别。

【治疗原则及方案】

手术治疗　手术摘除囊肿。

十二、鼻唇囊肿

【病因】

为胚胎发育期球状突、侧鼻突及上颌突连接融合处残留上皮发育而来。

【诊断与鉴别诊断】

1. 多见于儿童和青少年。

2. 囊肿位于上唇底和鼻前庭内,囊肿在骨质的表面,在口腔前庭外侧可扪及囊肿。

3. X 线表现无特征性改变,常为无骨质破坏及变化。

4. 依据囊肿位于颌骨骨质的表面可与其他牙源性或非牙源性囊肿相鉴别。

【治疗原则及方案】

手术治疗 手术摘除囊肿。

十三、血外渗性囊肿

【病因】

囊肿主要为损伤后导致骨髓内出血、机化、渗出后而形成,与牙组织本身无关,也称损伤性骨囊肿、孤立性骨囊肿。

【诊断与鉴别诊断】

1. 多发生于青壮年,有损伤史,好发于下颌前牙部位。

2. 牙齿数目正常,无移位,病变部位牙可无活力。

3. 穿刺无内容物或为血色或草绿色液体。

4. X 线表现为囊肿边缘常不清楚,无明显白色骨质反应线。

5. 注意与血友病假瘤相鉴别,血友病假瘤是由血友病引起的颌骨血外渗性囊肿。

【治疗原则及方案】

手术治疗 彻底刮除囊肿,囊腔内的牙根应与口腔内科或牙体牙髓科会诊后确定行根管治疗或拔除。但对血友病引起的颌骨血外渗性囊肿须在手术前后进行相应学科会诊后处理。

十四、静止性颌骨囊肿

【病因】

在发育过程中,由于唾液腺和其他软组织的增殖或迷入颌骨而引起的颌骨局限性缺损,缺损区内常见有下颌下腺组织,或无内容物,或见血管、神经和肌肉等组织。

【诊断与鉴别诊断】

1. 多发生于40岁以上的男性。

2. 好发于下颌磨牙区和下颌角区的下颌神经管的下方,多为单发,有时可双侧同时发生。

3. 一般无症状,多为 X 线检查时偶然发现。

4. X 线表现为边缘致密的卵圆形囊肿样透射区,病变区大小长期保持静止不变,少数可缓慢增大。

5. 应与根端囊肿、始基囊肿、含牙囊肿和牙源性角化囊肿相鉴别。

【治疗原则及方案】

1. 保守治疗 大多数静止性颌骨囊肿观察随访即可。

2. 手术治疗 如囊肿过大影响颌骨强度或引起病理性骨折时,应行手术彻底刮除,同期行自体骨移植修复。

第二节 口腔颌面部良性肿瘤和瘤样病变

一、色素痣

【病因】

色素痣来源于表皮基底层能产生黑色素的色素细胞。多发于面颈部皮肤,也可见于口腔黏膜。根据组织特点分为皮内痣、交界痣和复合痣三种。

【诊断与鉴别诊断】

1. 皮内痣一般表现为毛痣、雀斑样痣。

2. 交界痣表现为淡棕色或深棕色斑疹、丘疹或结节,一般较小,表面光滑、无毛、平坦或稍高于皮表。

3. 复合痣为上述两种痣的混合形式,常也表现为毛痣、雀斑样痣,但大部分病变微突出皮肤,一般无毛发。

4. 口腔黏膜内的痣少见,而以黑色素斑为多。如发生黑色素痣,则以交界痣及复合痣多见。

5. 应注意与恶性黑色素瘤相鉴别,色素痣也可恶变为恶性黑色素瘤。色素痣一般无自觉症状,如出现局部瘙痒、灼热或疼痛,痣体积增大,色泽加深,表面破溃出血,痣周围皮肤出现卫星小点或放射状黑线或黑色素环,以及痣所在部位引流的区域淋巴结肿大,应考虑发生恶变。恶性黑色素瘤多来自交界痣,皮内痣和复合痣极少发生恶变,如有恶变也是来自交界痣部分。

6. 最终确诊需结合组织病理学检查。

【治疗原则及方案】

手术治疗 对影响面容或疑有恶变者应行手术切除,手术应在痣边界以外的正常皮肤上作切口。如病理证实为恶变,应按恶性肿瘤治疗原则处理。对无影响面容、无自觉症状和长期无变化的色素痣也可不必处理。

二、乳头状瘤

【病因】

由慢性机械性刺激或人乳头状瘤病毒(HPV)感染所引起。

【诊断与鉴别诊断】

1. 可发生于皮肤或黏膜,呈结节状或乳头状突起,质软,有蒂或无蒂。

2. 口腔黏膜乳头状瘤常可见局部有义齿、残根等慢性刺激因素存在,也可在白斑基础上发生。

3. 如伴有疼痛、出血、溃烂、基底浸润变硬时应考虑恶变。

4. 应与疣状癌、纤维上皮增生和牙龈瘤相鉴别,最终确诊需结合组织病理学检查。

【治疗原则及方案】

手术治疗 手术切除时基底部应有足够的切除范围,一般应在基底边缘外约 0.5cm 处。如病理证实为恶变,应按恶性肿瘤治疗原则处理。

三、牙龈瘤

【病因】

来源于牙周膜及颌骨牙槽突的结缔组织,为慢性炎症的增生物或类肿瘤性病变。

【诊断与鉴别诊断】

1. 多见于青年和中年人,女性多见,妇女怀孕期间容易发生。

2. 多发生于牙龈乳头部,唇颊侧较舌腭侧多见,呈圆球形或椭圆形,有蒂或无蒂。

3. 一般生长较慢,但妇女怀孕期可能迅速增大。

4. 较大的肿块可覆盖一部分牙及牙槽突,咬伤后易发生溃疡、感染。牙齿可有松动或被挤压移位。

5. X 线片可见牙槽骨吸收和牙周膜增宽的阴影。

6. 牙龈瘤可发生恶变,特别是多次手术的复发患者。

7. 注意与牙龈癌、牙源性纤维瘤、乳头状瘤和疣状癌相鉴别。最终确诊需结合组织病理学检查。根据组织病理结果,牙龈瘤可分为纤维型、血管型(或肉芽肿型)及巨细胞型 3 类。

【治疗原则及方案】

1. 手术治疗　常规手术原则是切除肿瘤,拔除肿瘤波及的相应牙,刮除牙周膜、骨膜及切除相应牙的牙槽骨。对于难以接受拔牙的中青年初次发病患者,也可切除肿块后适当磨除相应牙槽嵴。如果是复发病变,则要按上述常规手术原则进行。

2. 保守治疗　仅适合于妇女怀孕期间发生的牙龈瘤。应去除一切局部刺激因素,分娩后仍不消退才考虑手术治疗。

四、纤维瘤

【病因】

来源于面部皮下、口腔黏膜下或骨膜的纤维结缔组织,主要以纤维组织为主。如肿瘤主要由结缔组织和成纤维细胞所组成,且血管丰富时,实际上为低度恶性的纤维肉瘤。

【诊断与鉴别诊断】

1. 一般生长较慢。面部皮下的纤维瘤表现为无痛性肿块,质地较硬,大小不等,表面光滑,边缘清楚,可移动。

2. 口腔内好发于牙槽突、颊、腭等部位。肿瘤较小,呈圆球形或结节状,有蒂或无蒂,表面覆盖正常黏膜。发生在牙槽突者,可使相应牙齿松动移位。

3. 易复发,多次复发后易恶变。生物学行为较身体其他部位的纤维瘤差。

4. 应与脂肪瘤、牙龈瘤及平滑肌瘤相鉴别,最终确诊需结合组织病理学检查。

【治疗原则及方案】

手术治疗 手术切除肿瘤,位于牙槽突的纤维瘤需同时拔除相应的牙,并切除受侵犯的骨膜。术中有必要作冰冻切片检查,如证实为恶变,应按恶性肿瘤治疗原则处理。

五、脂肪瘤

【病因】

来源于脂肪组织,由脂肪组织在创伤和慢性刺激或不明因素作用下过度增殖所致。

【诊断与鉴别诊断】

1. 好发于多脂肪区,如颊部、腮腺、颈部、颏部、口底。

2. 表现为球形或扁桃形肿块,边界较清,质地柔软或中等,可呈分叶状,活动无粘连。

3. 穿刺无液体,此点可与囊肿和血管瘤相鉴别。

4. 注意与纤维瘤、皮样或表皮样囊肿及平滑肌瘤相鉴别,最终确诊需结合组织病理学检查。

【治疗原则及方案】

手术治疗　手术完整切除。

六、畸胎瘤

【病因】

是由胚胎时期处于异位状态的多种组织所形成的真性良性肿瘤。目前多认为起源于原始生殖细胞,或脱离了机体影响和诱导的原始体细胞。

【诊断与鉴别诊断】

1. 口腔颌面部畸胎瘤较少见,多发于婴幼儿和儿童,好发于腭、口底及颌骨内。

2. 生长缓慢,多以局部肿块和面部畸形为表现特点。

3. 肿瘤内可见包括皮肤、毛发、牙齿、骨骼和油脂等多种组织。

4. 少数可以发生恶变。

5. 血中甲胎蛋白(AFP)和人绒毛膜促性腺激素(HCG)升高可作为畸胎瘤恶变的重要参考指标。

6. 超声和CT检查表现为密度不均的肿块,囊壁厚薄不均,边缘较光滑整齐。

7. 应与皮样囊肿、表皮样囊肿及甲状舌管囊肿相鉴别。最终确诊需结合组织病理学检查。

【治疗原则及方案】

手术治疗　手术完整切除。如病理证实为恶变,应按恶性肿瘤治疗原则处理。

七、角化棘皮瘤

【病因】

目前具体病因不清,可能与日光暴晒、外伤和各种化学致癌剂刺激有关。

【诊断与鉴别诊断】

1. 多见于中、老年人,多发生于唇红部,下唇较上唇多见。可单发,也可多发,多发者可累及喉、颊、舌、硬腭和牙龈。

2. 初起表现为皮肤和黏膜下的粉红色结节,半圆形或不规则,随作病情发展肿物高出皮肤和黏膜,中央凹陷呈火山口样,质地较硬,中央有暗褐色的角质栓,肿瘤表面覆盖有棕黑色的痂皮。

3. 病损数月后有自行消退的可能性,遗留萎缩性瘢痕,但也可发生恶变。

4. 注意与鳞状细胞癌和乳头状瘤相鉴别,最终确诊需结合组织病理学检查。

【治疗原则及方案】

1. 手术治疗 手术切除病损。如病理证实为恶变,应按恶性肿瘤治疗原则处理。

2. 其他治疗 如病损较小,也可采用激光、冷冻和光动力治疗。

八、平滑肌瘤

【病因】

来源于平滑肌组织的良性肿瘤。

【诊断与鉴别诊断】

1. 可发生于任何年龄,以青、中年多见,女性发病高于男性。

2. 最好发于舌,其次为唇、颊、腭部和牙龈。

3. 表现为黏膜或皮肤下的圆形或卵圆形肿物,可单发或多发,体积较小,直径一般小于3cm。生长慢,无痛,边界清楚,质地中等,有弹性。

4. 应与纤维瘤、脂肪瘤和神经鞘瘤相鉴别,最终确诊需结合组织病理学检查。

【治疗原则及方案】

手术治疗 手术完整切除。

九、肌母细胞瘤

【病因】

来源于胚胎性肌母细胞。

【诊断与鉴别诊断】

1. 可发生于任何年龄,以年轻人多见。

2. 好发于舌背及舌根部,其次为唇、腭、龈及口底。

3. 表现为无痛性肿块,多数质地坚韧,少数质软,表面常覆盖增生的角化上皮,易出血。

4. 少数可恶变。

5. 应与平滑肌瘤、纤维瘤及神经鞘瘤等相鉴别,最终确诊需结合组织病理学检查。

【治疗原则及方案】

手术治疗 手术完整切除。如病理证实为恶变,应按恶性肿瘤治疗原则处理。

十、牙瘤

【病因】

是由一个或多个牙胚组织异常发育增生而形成。可含有不同发育阶段的数目不等的各种牙胚组织。

【诊断与鉴别诊断】

1. 多见于青年人,可发生于上下颌骨内。

2. 生长缓慢,早期无自觉症状,牙瘤所在区域常有牙缺失。

3. 随着肿瘤生长可引起局部骨质膨隆,或牙瘤压迫神经产生疼痛、麻木等症状,或穿破黏骨膜发生继发感染。

4. X 线片可见骨质膨隆,内有许多大小形态不同、类似发育不全的牙影像,或透射度似牙组织的一团影像,在肿瘤与正常骨组织之间可见有一条清晰的阴影包绕,为牙瘤的包膜。有时牙瘤与囊肿同时存在,称为囊性牙瘤。

5. 应与牙本质瘤、牙骨质瘤和牙源性钙化上皮瘤相鉴别。

【治疗原则及方案】

手术治疗 手术摘除牙瘤,注意同时将其包膜也彻底刮除。

十一、牙骨质瘤

【病因】

来源于牙胚的牙囊或牙周膜,目前认为可能与内分泌和局部炎症刺激有关。

【诊断与鉴别诊断】

1. 多发于青年人,女性多于男性。

2. 上下颌骨均可发生,可单发或多发,肿瘤常紧贴于牙根部,硬度与骨质相似。牙髓活力检测正常,此点可与根端囊肿和根尖肉芽肿相鉴别。

3. 肿瘤生长缓慢,一般无自觉症状,如肿瘤长大可引起牙槽突膨隆,或压迫神经产生疼痛、麻木等症状,或穿破黏骨膜发生继发感染。

4. 少数有家族史,表现为多发病损,呈对称性生长,称为家族性多发性牙骨质瘤,多为常染色体显性遗传。有时肿瘤可长得很大,称为巨大型牙骨质瘤。

5. X 线片显示根尖周围有不透光阴影,边缘无透光带。

6. 注意与牙瘤、牙本质瘤和牙源性钙化上皮瘤相鉴别。

【治疗原则及方案】

1. 手术治疗 手术摘除肿瘤。
2. 保守治疗 如肿瘤小且无症状时,可行观察。

十二、牙本质瘤

【病因】

来源于牙胚时牙乳头的良性肿瘤。

【诊断与鉴别诊断】

1. 牙本质瘤较罕见,多发于青年人。
2. 生长缓慢,好发于下颌磨牙区,一般无自觉症状,可伴有牙缺失。
3. X 线片表现为一团与牙本质透光度近似的混浊阴影。
4. 注意与牙瘤、牙骨质瘤和牙源性钙化上皮瘤相鉴别。

【治疗原则及方案】

1. 手术治疗 手术摘除肿瘤。
2. 保守治疗 如肿瘤小且无症状时,可观察。

十三、牙源性钙化上皮瘤

【病因】

来源于成釉器的中间层细胞,又称 Pindborg 瘤。

【诊断与鉴别诊断】

1. 多发于 40 岁左右的青壮年,无性别差异。可发生于颌骨内(骨内型)和颌骨外(骨外型),其中骨内型约占 90% 以上。

2. 多发生于下颌骨,下颌骨与上颌骨之比约为 1∶2。骨内型好发于磨牙区,骨外型则以前牙区居多。

3. 无自觉症状,仅可见颌骨逐渐膨隆,扪及质地硬,可导致面部畸形和牙齿松动。合并感染时可出现表面黏膜红肿、发热、疼痛等炎症表现。

4. 常无包膜,具有局部侵袭性,少数可恶变。

5. X 线片表现为颌骨内不规则透光区,有时呈单房或多房阴影,其中含有不规则的钙化团块,这些团块常位于未萌出牙的牙冠周围。约有 1/2 病例含有未萌出牙或埋伏牙。骨外型仅表现为无痛性肿块。

6. 注意与含牙囊肿和成釉细胞瘤相鉴别。最终确诊需结合组织病理学检查。

【治疗原则及方案】

手术治疗 骨内型手术治疗需将肿瘤周围的骨质至少切除 0.5cm,骨外型应于肿瘤边缘外 0.5cm 扩大切除。如病理证实为恶变,应按恶性肿瘤治疗原则处理。

十四、牙源性纤维瘤

【病因】

分为中心性牙源性纤维瘤和周边性牙源性纤维瘤 2 类。中心性主要来源于成牙的间叶组织（如牙滤泡、牙乳头和牙囊等），周边性来源于成纤维细胞或牙源性上皮细胞。

【诊断与鉴别诊断】

1. 少见发生。中心性牙源性纤维瘤发生于上下颌骨，好发于儿童和青少年，男女比例约为 1∶2。上颌多见于前牙区，下颌多见于磨牙和前磨牙区。肿瘤生长缓慢，呈无痛性膨胀性生长，早期常无自觉症状，后期瘤体增大可伴有牙槽骨吸收及邻牙松动、移位。

2. 周边性牙源性纤维瘤发生于牙龈，表现为牙龈肿物。女性多见，下颌较上颌多见，发生于前牙区牙龈居多，其次为磨牙区。一般无自觉症状，肿瘤渐进长大可出现疼痛及牙龈出血。

3. 中心性牙源性纤维瘤 X 线表现为颌骨内单房或多房性的低密度影像，大多边缘清晰，少数边界不清或弥散，没有类似囊肿周边的骨白线。

4. 应注意与颌骨囊肿、成釉细胞瘤、牙源性黏液瘤等牙源性良性肿瘤相鉴别。最终诊断仍依靠病理诊断。

【治疗原则及方案】

手术治疗 对于边界清晰，密度均匀的采用刮治术或摘除术。对于 X 线表现边缘模糊，密度不均匀的采用超过病变边缘 0.5cm 切除。病变较大者可同时去除相应牙槽骨、牙周膜和牙齿。

十五、化牙骨质纤维瘤

【病因】

来源于牙周膜或牙囊的结缔组织，属颌骨中心性良性肿瘤，与牙根无关。

【诊断与鉴别诊断】

1. 少见发生。以青壮年多见，女性多于男性。可发生于上下颌骨内，多见于下颌骨前磨牙和磨牙区。

2. 肿瘤生长缓慢,为膨胀性生长,早期一般无症状。

3. 肿瘤可长至巨大,导致颌骨或面部畸形,牙齿松动移位,如压迫下牙槽神经或眶下神经可引起局部疼痛,下唇麻木或眶下麻木。

4. 少数可发生恶变。

5. X 线或 CBCT 多表现为单囊性密度不均匀的骨质破坏区,致密影可为点灶状、斑块状或棉团状,边界清楚。少数病例显示为多囊性改变,囊腔大小不一,边缘呈波浪状切迹,边界模糊,具有局部侵袭征。

6. 注意与骨纤维异常增殖症、良性牙骨质母细胞瘤和骨化性纤维瘤鉴别。最终确诊需结合组织病理学检查。

【治疗原则及方案】

手术治疗 对于边界清楚,有完整包膜的采用刮治术。对于 X 线表现边界模糊,有局部侵袭征的采用超过病变边缘 0.5cm 切除。如病理证实为恶变,应按恶性肿瘤治疗原则处理。

十六、良性牙骨质母细胞瘤

【病因】

来源于肿瘤性的牙骨质母细胞,也称为成牙骨质细胞瘤。

【诊断与鉴别诊断】

1. 好发于青少年,无性别差异,下颌较上颌多见,多发于磨牙和前磨牙区。

2. 肿瘤生长缓慢,早期一般无症状。肿瘤长大可导致颌骨膨胀,局部疼痛,常伴继发感染。

3. X 线表现为圆形高密度影像,周围有一圈清晰的透光环带,相邻牙根可吸收变短,与肿瘤融合,以上特征可作为良性牙骨质母细胞瘤的诊断依据。

4. 注意与骨纤维异常增殖症、骨巨细胞瘤和化牙骨质纤维瘤鉴别。最终确诊需结合组织病理学检查。

【治疗原则及方案】

手术治疗　由于有局部侵袭性,易复发,因此应完整切除肿瘤和拔除波及的牙,刮尽肿瘤周围的结缔组织被膜。如肿瘤较大或是复发病例,还应切除邻近的部分骨组织。

十七、成釉细胞瘤

【病因】

其发病可有三种组织来源:①成釉器或牙板残余上皮;②牙周膜内的上皮残余或口腔黏膜基底细胞;③牙源性角化囊肿或含牙囊肿转变而来。

【诊断与鉴别诊断】

1. 多发于青壮年,男女性别无明显差异。下颌骨较上颌骨多见,好发于下颌体和下颌角部。

2. 肿瘤生长缓慢,早期无自觉症状。肿瘤不断增大时可导致颌骨膨大,面部明显畸形,引起相应功能障碍,如牙松动脱落、患侧下唇麻木感和咬合关系紊乱等。晚期肿瘤侵入周围软组织时,可引起病理性骨折。

3. 成釉细胞瘤大多为实质性,囊性或囊性成分较多时穿刺可抽出黄褐色液体,此点可与含牙囊肿,根尖囊肿和牙源性角化囊肿相鉴别。

4. 成釉细胞瘤可恶变。

5. X线片大多表现为多房性囊肿样阴影,边缘常不整齐,呈半月形切迹状。可含牙或不含牙,囊内牙根呈不同程度截根状吸收或锯齿状吸收。少数可为单房阴影。

6. 病理检查有时在牙源性囊肿基础上可出现成釉细胞瘤,即在囊壁上可见有小的成釉细胞瘤突起,称为壁性成釉细胞瘤。

7. 应与牙源性角化囊肿、成釉细胞纤维瘤、牙源性腺样瘤和牙源性黏液瘤相鉴别,最终确诊需结合组织病理学检查。

【治疗原则及方案】

手术治疗 须至少切除肿瘤边缘周围的 0.5cm 骨组织。对能保留下颌骨下缘 1.5cm 及以上者,可行方块切除术;对下颌骨无足够边缘者,应行下颌骨节段切除术,下颌骨截骨后可行同期自体骨移植修复,视情况同期或后期植入牙种植体,以恢复外形和功能。推荐辅助应用 CAD/CAM 或手术导航等数字化外科辅助技术,可提高颌骨缺损重建的精确度;对单囊性或壁性成釉细胞瘤者,可考虑作保守性的彻底刮除术,骨腔壁用苯酚烧灼或冷冻处理,然后定期复查;对巨大型单囊性或壁性成釉细胞瘤者,可考虑先行囊肿开窗术,定期复查,待囊肿获得最大缩小后再手术。如病理证实为恶变,应按恶性肿瘤治疗原则处理。

十八、成釉细胞纤维瘤

【病因】

是一种真性牙源性混合性肿瘤,由牙源性上皮和间叶成分组成,但无釉质和牙本质形成。

【诊断与鉴别诊断】

1. 很少见,多发于青少年,男性多于女性,好发于下颌骨磨牙区。
2. 生长缓慢,一般无症状。肿瘤不断增大可导致颌骨膨隆和牙移位。
3. X 线片表现为单房或多房囊肿样阴影,常伴有牙齿阻生,多房型也可出现病变区牙根吸收。
4. 可恶变或转变成为成釉细胞瘤。
5. 应注意与成釉细胞瘤、含牙囊肿和牙源性角化囊肿相鉴别,确诊需病理检查。

【治疗原则及方案】

手术治疗 单纯刮治术易复发,应采用肿瘤边界外的彻底切除术,手术原则同成釉细胞瘤。如病理证实为恶变,应按恶性肿瘤治疗原则处理。

十九、牙源性腺样瘤

【病因】

来源于成釉器、缩余釉上皮和口腔黏膜。

【诊断与鉴别诊断】

1. 多发于青少年,女性多见。上颌骨较下颌骨多见,上颌骨多发生于尖牙和第一前磨牙区。

2. 肿瘤生长缓慢,无任何自觉症状。肿瘤不断增大可导致无疼痛性颌骨膨隆、牙移位或松动。

3. 扣诊一般为骨样硬度,有时部分区域有囊性感或压乒乓球样感。

4. X线表现为单房性的阴影,界限清楚,常伴有散在的粟粒状钙化点及埋伏牙,牙根可发生压迫性的斜面状吸收。

5. 应与含牙囊肿、成釉细胞瘤和牙源性角化囊肿相鉴别,最终确诊依靠病理检查。

【治疗原则及方案】

手术治疗 肿瘤完整切除后很少复发。

二十、牙源性黏液瘤

【病因】

病因及组织来源尚不明确,可能来自牙胚中的牙乳突或牙周膜,也有人认为是纤维组织基质的黏液样退行性变而来。

【诊断与鉴别诊断】

1. 多见于青年人,无性别差异。上下颌骨内均可发生,但好发于下颌骨磨牙和前磨牙区。

2. 生长缓慢,无自觉症状,常伴有缺牙或牙发育异常。当肿瘤扩展累及牙根时,相应的牙可有松动、移位、甚至脱落。

3. 生长加速并出现疼痛麻木时,应考虑恶变的可能。

4. X 线片显示为呈单个或蜂窝状或泡沫状阴影,大小不等,边缘多不整齐,房间分隔较细呈直线或弯曲形条纹,病变部位的牙根呈扇形分离,可有牙根侵蚀吸收,肿瘤内可有埋伏牙存在。

5. 不易与成釉细胞瘤和成釉细胞纤维瘤相鉴别,最终确诊依靠病理检查。

【治疗原则及方案】

手术治疗　由于牙源性黏液瘤无完整的包膜并具有局部浸润生长的特点,应距肿瘤边缘外 0.5~1cm 处行切除。对下颌骨无足够边缘者,应行下颌骨节段切除术,同期行自体骨移植修复,视情况同期或后期植入牙种植体。推荐辅助应用 CAD/CAM 或手术导航等数字化外科技术辅助手术,可显著提高颌骨缺损重建的精确度。如病理证实为恶变,应按恶性肿瘤治疗原则处理。

二十一、颈动脉体瘤

【病因】

来源于颈动脉体的化学感受器。

【诊断与鉴别诊断】

1. 多见于中青年,无性别差异。

2. 肿瘤位于颈动脉三角区,大者可超出颈动脉三角范围,少数可向咽侧壁突出。

3. 多为单侧发生,也可双侧发生。绝大多数为良性,极少数为恶性。

4. 肿瘤质地中度硬,有明显搏动感为其特点。肿瘤可前后推动,但不能上下推动。

5. 极少数患者可出现颈动脉窦综合征,即直立性眩晕、一过性神志丧失,低头或转头时出现呛咳或舌运动受限。

6. 肿瘤长大或恶变,压迫或浸润周围主要神经时,可出现声嘶、舌运动受限、Horner 综合征等症状。

7. 超声检查表现为低回声实性肿块,边界清晰,内有较强的中等回声光点,颈动脉窦及其分支呈管状液性暗区。CT 检查表现为颈动脉分叉处软组织实质性肿块,边缘光滑,在增强 CT 中显示病灶强化明显,颈内、外动脉间距增宽。MRI 检查显示在 T_1 加权像表现为等信号,在 T_2 加权像表现为高信号,具有特征性的"椒盐"征。DSA 检查显示颈总动脉分叉处异常血管团,并推移颈内、外动脉,使其间距增宽。

8. 应注意与鳃裂囊肿、大囊型淋巴管畸形、神经鞘瘤和静脉畸形相鉴别。

【治疗原则及方案】

1. 手术治疗 手术切除尽量完整剥离肿瘤,应做好血管修补及移植准备。术前须行颈动脉造影,了解 Willis 环通畅和代偿情况,如果 Willis 环代偿不全,应进行颈动脉阻断训练,待侧支循环建立后方可手术。也可采用 DSA 造影技术对患侧行暂时性颈内动脉球囊阻断,以判断阻断颈内动脉后患者有无症状。复杂的颈动脉体瘤应与血管外科、放射介入科及神经外科等多学科会诊联合治疗。

2. 放射治疗 恶性颈动脉体瘤手术后可辅以放疗。

二十二、血管瘤

【病因】

由胚胎时期的血管内皮细胞增殖活跃所导致,但具有自然消退趋势。

【诊断与鉴别诊断】

1. 发生于婴幼儿,女性多于男性。约 1/3 的血管瘤在婴儿出生时就存在,约 2/3 在出生后 1 个月内发生。

2. 大多数发生于面颈部皮肤及皮下组织,少数发生于口腔黏膜。

3. 显著特点是可以自发性消退,病程表现为增殖期、消退期和消退完成期 3 个时期。

4. 早期表现为红色小点,随后进入快速增殖期,在患儿 1~5 个月时快速增殖尤为明显,体积迅速增大并融合成红色斑块,病变略突起高于皮肤,边界清楚,呈鲜红色,表面高低不平形成"草莓状"。一般在 1 岁以后进入消退期,病损由鲜红缓慢变为暗紫、棕色及花斑状。5 岁时消退率为 50%~60%,7 岁时消退率约为 75%,9 岁时消退率约为 90%。多数为不完全消退,完全消退率仅约为 40%。血管瘤消退后常遗留局部色素沉着、瘢痕、纤维脂肪块、皮肤萎缩下垂等。

5. 注意与微静脉畸形、混合型脉管畸形和神经纤维瘤相鉴别。

【治疗原则及方案】

1. 随访观察 对不影响美观和功能的中、小型婴幼儿血管瘤应行严密随访观察,大多数患者的病损可基本自行消退。

2. 药物治疗 对生长迅速的婴幼儿血管瘤可口服普萘洛尔(心得安)、泼尼松(强的松)。普萘洛尔目前是治疗增殖期或年龄在 1 岁以内婴幼儿血管瘤的一线药物,对极少数无效且继续生长者加服泼尼松。

3. 手术治疗 对少数累及重要部位(如眼睑、鼻)或影响功能(如呼吸、进食和视力）的巨大血管瘤，可早期手术治疗。但手术的目的是改善功能，只能行血管瘤部分切除，而不主张手术的彻底性，手术后可配合药物治疗、激光等治疗。

4. 其他治疗 对消退或治疗后仍遗留的毛细血管扩张，可行激光治疗。对遗留红色色素沉着者，局部涂 0.5% 马来酸噻吗洛尔滴眼液或行激光治疗。

二十三、静脉畸形

【病因】

病因及发病机制尚不清楚，推测为静脉系统发育缺陷所致。由衬有内皮细胞的无数血窦组成，在传统分类中称为海绵状血管瘤。

【诊断与鉴别诊断】

1. 好发于颊、颈、眼睑、唇、舌或口底部。发病位置较深则皮肤或黏膜颜色正常，发病表浅则呈现蓝色或紫色。

2. 扪之柔软，边界欠清，肿块可被压缩，有时可扪及其内钙化的静脉石。

3. 体位移动试验阳性，即头低于心脏水平时病损区膨大，恢复正常位置后病损区缩小。

4. 穿刺可抽出暗红色的静脉血，放置数分钟后可凝固，此点可与鳃裂囊肿和神经鞘瘤相鉴别。

5. 超声检查多表现为枝条和网状液性暗区，或为蜂窝多囊状肿物，若有静脉石则有强光团影出现。CT 检查常表现为软组织肿块，有时可见高密度的静脉石影，在增强 CT 上表现为轻度增强或不均匀强化，病变和肌肉之间的分界常显示不清。

6. 应注意与鳃裂囊肿、舌下腺囊肿和神经鞘瘤相鉴别。

【治疗原则及方案】

根据病变位置、大小及患者年龄等因素决定，主要方法有药物（或硬化剂）治疗、手术治疗等。对于复杂大型病例,主张采用联合治疗。

1. 药物（或硬化剂）治疗 对深部静脉畸形,浅部中、大型静脉畸形以及累及口底、舌根和咽喉部的静脉畸形首选平阳霉素或博来霉素行瘤腔内多点注射,其次可用聚多卡醇（聚桂醇）、无水乙醇等行瘤腔内注射治疗。对高回流型静脉畸形注射前可先行栓塞。

2. 手术治疗 适合于浅部病变不大,手术切除后不会遗留明显畸形者,或药物治疗无效者,或药物治疗后病变缩小,需配合手术治疗者。根据术后创面大小,行直接缝合,或游离皮片移植修复,或带蒂（或血管化游离）皮瓣修复。

3. 其他治疗 也可行激光、热凝治疗。

4. 综合治疗 复杂大型病例可采用多种方法的综合治疗。

二十四、微静脉畸形

【病因】

病因及发病机制尚不清楚,推测可能是曾属正常的皮肤血管丛持续扩张所致。在传统分类中称为葡萄酒色斑血管瘤。

【诊断与鉴别诊断】

1. 一般出生时病变就存在,无性别差异。多发于颜面部皮肤,口腔黏膜少见。

2. 病变大小不一,从斑点到数厘米大的斑块,外形不规则,边界清楚,呈鲜红或紫红色,与皮肤表面平。手指压迫病变区表面褪色,解除压力后恢复原有色泽。

3. 根据血管扩张程度分为 4 级,从 Ⅰ 级到 Ⅳ 级临床症状越来越重,从单纯的皮肤红斑发展为鹅卵石样结节。

4. 微静脉畸形也常为 Sturge-Weber 综合征的表现之一,可伴有青光眼和脑血管畸形。

5. 位于颈项和面部中线部位的微静脉畸形被称为中线型微静脉畸形，其不同特点是 60% 的病变可自行消退。

6. 应注意与血管瘤和混合型脉管畸形相鉴别。

【治疗原则及方案】

1. 激光治疗　可用铜蒸气激光或氪激光进行光动力治疗，也可采用脉冲染料激光治疗。

2. 手术治疗　适用于成年患者，病变显著增厚呈深紫色，并出现鹅卵石样结节或病变已累及皮肤血管丛及皮下血管丛者。将病变切除后用全厚或中厚皮片移植修复。

二十五、动静脉畸形

【病因】

主要由血管壁显著扩张的动脉与静脉直接吻合而成，是一种迂回弯曲、极不规则而有搏动性的血管畸形。在传统分类中称为蔓状血管瘤。

【诊断与鉴别诊断】

1. 多见于成人，婴幼儿少见。

2. 好发于颞部或头皮下组织，少见于眶周、耳郭、口底及颌骨内。

3. 表面皮肤色泽正常，温度较正常皮肤高，病损处高起呈念珠状，有明显搏动。有时病损也可突入皮肤使其变薄，甚至坏死出血，或侵蚀基底骨质。

4. 扪诊有震颤感，听诊有吹风样杂音。

5. 穿刺可抽出能凝固的全血。

6. 超声检查多表现为迂曲的多囊或管状液性暗区。增强 CT 可见有粗大或迂曲扩张的血管影。

7. 应与静脉畸形和混合型脉管畸形相鉴别，特别注意与发生在颌骨内的动静脉畸形相鉴别。

【治疗原则及方案】

1. 手术治疗　术前须行颈动脉造影或增强 CT 加血管重建成像,了解是否与颅内有交通。如有条件最好采用选择性或超选择性栓塞后,再进行手术切除。

2. 介入治疗　可用于配合手术治疗,也可单独应用。用无水乙醇和金属圈联合的"双介入"栓塞治疗,目前是治疗颌骨内动静脉畸形的首选方法。

二十六、淋巴管畸形

【病因】

是由淋巴管发育异常所形成。按其临床特征及组织结构,分为微囊型与大囊型两类。微囊型包括了传统分类中的毛细管型和海绵型淋巴管瘤,由衬有内皮细胞的淋巴管扩张而形成,由于淋巴管极度扩张弯曲,构成多房性囊腔,则颇似海绵状。大囊型在传统分类中称为囊肿型或囊性水瘤,系淋巴管管腔在微囊型的基础上更进一步明显扩张而形成。

【诊断与鉴别诊断】

1. 常见于儿童及青少年,好发于舌、唇、颊及颈部。

2. 微囊型表现为:①在皮肤或黏膜上呈现孤立或多发散在小圆形囊性结节状或点状病损,边界不清;②扪之柔软,无压缩性;③口腔黏膜的微囊型有时与微静脉畸形同时存在,表现为黄或红色小疱状突起,称为淋巴管 - 微静脉畸形;④发生于唇、下颌下及颊部者,可使患处显著肥大畸形,发生于舌部者常呈巨舌症。

3. 大囊型主要发生于颈部锁骨上区,也可发生于下颌下区及上颈部,表现为:①表面皮肤色泽正常,扪及柔软的囊性包块,有波动感;②穿刺可抽出淡黄色透明水样液体;③体位移动试验阴性,但有时透光试验为阳性。

4. 超声检查微囊型淋巴管畸形多为边界不清的实性占位,内有多个小液性暗区散在分布。大囊型淋巴管畸形表现为边界清晰的液性暗区,其间可见细条光带分隔。大囊型淋巴管畸形 CT 多表现为单囊状水样密度肿物,边缘光滑。

5. 注意与静脉畸形、鳃裂囊肿和舌下腺囊肿相鉴别。

【治疗原则及方案】

1. 药物治疗　目前临床上广泛用平阳霉素或博来霉素行瘤腔内多点注射,疗效较为肯定。也可用无水乙醇、聚多卡醇(聚桂醇)等硬化剂行瘤腔内注射。

2. 手术治疗　对局限或能手术切除者可行手术治疗,或先行硬化剂瘤腔内注射待病变缩小后配合手术切除。对巨大淋巴管畸形有时可行手术部分切除或分期切除,以改善功能与外形。

3. 激光或冷冻治疗　适用于较表浅、局限的微囊型治疗。

4. 综合序列治疗　对于复杂大型者,主张采用多种方法有序结合的综合序列治疗。

二十七、混合型脉管畸形

【病因】

存在一种类型以上的脉管畸形时可称为混合型脉管畸形,包括静脉-淋巴管畸形和微静脉-淋巴管畸形两型。静脉-淋巴管畸形即传统分类中的海绵型淋巴血管瘤,而微静脉-淋巴管畸形则指传统分类中的毛细管型淋巴血管瘤或淋巴管血管瘤。

【诊断与鉴别诊断】

1. 混合型脉管畸形即为静脉或微静脉与淋巴管畸形同时并存,常见有微静脉畸形与微囊型淋巴管畸形并存;动静脉畸形与微静脉畸形并存;静脉畸形与大囊型淋巴管畸形同时存在。

2. 根据以上不同并存情况进行临床诊断和鉴别诊断。

【治疗原则及方案】

1. 手术治疗 对局限或能手术切除者可行手术治疗。对巨大型也可行部分切除或分期手术切除。

2. 药物治疗 可用平阳霉素或博来霉素行瘤腔内多点注射,特别对于囊性明显者。视消退情况再配合手术切除。

3. 综合序列治疗 复杂大型病例主张采用多种方法的综合序列治疗。

二十八、神经鞘瘤

【病因】

来源于神经鞘膜的良性肿瘤,亦称施万瘤。头颈部神经鞘瘤主要发生于颅神经,其次周围神经,交感神经少见。

【诊断与鉴别诊断】

1. 多见于中年人,无明显性别差异。

2. 肿瘤生长缓慢,表现为圆形或卵圆形,周界清楚,质地较坚韧。

3. 肿瘤可沿神经轴向两侧移动,但不能沿神经轴上下活动。

4. 来自末梢神经者一般仅表现为无痛性肿块;来自感觉神经者常伴有压痛或放射痛;来自颈交感神经者可出现颈交感神经综合征(Horner综合征);来自迷走神经者可出现声嘶等症状。

5. 肿瘤长大易发生黏液性变,黏液性变后瘤体变软如囊肿。穿刺可抽出经久不能凝固的褐色血样液体,此点可与血管瘤和静脉畸形相鉴别。

6. 位于颈动脉三角区的神经鞘瘤可将颈动脉向外侧推移,触诊有搏动,注意与颈动脉体瘤相鉴别。

7. 位于腮腺区的神经鞘瘤易误诊为混合瘤,术中发现肿瘤与面神经不能分离时,应考虑此瘤,不可轻易切除面神经。来自舌下神经者,可表现为下颌下区肿瘤,术中注意鉴别。

8. 少数可发生恶变。

9. 超声检查显示多为实性低或中等回声的占位,边界清楚,包膜反射光带完整,内部回声可为实质均质型或实质不均质型。CT 和 MRI 检查多为圆形或梭形肿块,边缘清晰。CT 显示呈密度均匀的软组织影像,在较大的病灶中可见囊变和坏死,增强后肿瘤实质部分多有不同程度的强化。MRI 检查见信号分布多较均匀,T_1 加权像为等信号,T_2 加权像为高信号。

10. 根据神经鞘瘤发生的不同部位注意与腮腺混合瘤、下颌下腺混合瘤、颈动脉体瘤和静脉畸形相鉴别。病理检查可最终确诊。

【治疗原则及方案】

手术治疗 若来源于周围神经的神经鞘瘤,可将肿瘤沿包膜外完整切除。若来源于重要神经干,应行包膜内剥离术,即将肿瘤上神经干外膜沿纵轴切开,小心剥开神经纤维,沿纵轴分离将肿瘤摘除。如切断重要神经,可导致相关功能障碍,应尽可能行神经吻合或移植术。

二十九、神经纤维瘤

【病因】

来源于神经鞘细胞和成纤维细胞两种主要成分。口腔颌面部神经纤维瘤常发生于第Ⅴ或第Ⅶ对颅神经。分单发型与多发型两种,多发型神经纤维瘤又称为神经纤维瘤病,有遗传倾向,为常染色体显性遗传。

【诊断与鉴别诊断】

1. 多见于青年人,无明显性别差异。好发于颞、额、头皮、颈部和腮腺区,口腔内少见。

2. 表现为皮肤表面有大小不一棕色斑,或灰黑色小点状或成片状病损,也被称为牛奶咖啡斑。

3. 皮下结缔组织常有异样增生,导致皮肤松弛呈悬垂样下垂,造成颜面畸形、功能障碍。

4. 肿瘤质地柔软,但不能压缩,皮肤内可扪及质地较硬的多发瘤结节,沿皮下神经分布,呈念珠状或丛状。如来自感觉神经可有明显触痛。

5. 有时可侵犯颌骨,引起颌骨发育畸形。

6. 神经纤维瘤常为单发型。但皮肤上的咖啡色或棕色斑块直径大于1.5cm,有5~6个以上时,即可诊断为多发型神经纤维瘤(神经纤维瘤病)。多发性神经纤维瘤常伴有先天性颅骨缺损,病变可累及皮肤、周围神经、中枢神经、骨骼、肌肉及内分泌器官,5%~10%可发生恶变。

7. 应与静脉畸形、血管瘤和色素斑相鉴别。病理检查可最终确诊。

【治疗原则及方案】

手术治疗 对较小或局限的神经纤维瘤应尽可能一次完全切除。对巨大肿瘤可做部分切除,目的是纠正畸形及改善功能障碍。神经纤维瘤血运丰富,血窦多,边界不清且组织脆,手术时出血较多,需充分备血。手术宜采用电刀或氩气刀锐性切除,必要时行低温麻醉,结扎双侧颈外动脉或经导管动脉栓塞减少出血。

三十、损伤性神经瘤

【病因】

是由于受到创伤或外科手术或慢性刺激,周围神经部分损伤或完全切断后近断端肿胀、增生而形成的神经瘤,并非真性肿瘤。

【诊断与鉴别诊断】

1. 具有手术或损伤史。

2. 肿瘤常位于损伤、手术创口处及邻近的皮下组织内。

3. 常伴有神经分布区的疼痛及局部压痛。

4. 生长缓慢,呈局部结节性肿块,质地较坚韧。

5. 注意与肿瘤术后复发相鉴别,最终确诊依靠病理诊断。

【治疗原则及方案】

1. 手术治疗 手术为主要治疗方法,但术后易于复发,因此必须对神经残端进行处理以预防或减少复发,处理方法有:①置入肌内术:肿瘤切除后,把神经残端埋入邻近的肌肉内;②置入骨内术:将神经残端移至邻近骨髓腔内;③神经残端封闭术:将神经的残端用自体静脉移植包裹或放于硅胶帽内等;④神经瘤切除重建其连续性:将神经残端与神经、肌腱、静脉和骨骼肌等组织缝合。

2. 药物治疗 瘤内注射 60% 酒精、无水酒精、长春新碱、秋水仙碱、苯酚 - 甘油等,可获得一定疗效。

三十一、婴儿色素性神经外胚瘤

【病因】

来源于神经外胚层或神经嵴细胞的良性神经源性肿瘤。

【诊断与鉴别诊断】

1. 肿瘤极其少见。多发生于 1 岁以内的婴幼儿,无性别差异。好发于上颌牙区,其次为下颌骨、颅骨。

2. 肿瘤生长较快,呈球形或分叶状,表面呈灰白色或蓝黑色或黑色,质地较硬,无触痛。

3. 肿瘤呈局部浸润性生长,可破坏周围骨组织,导致牙移位或松动。少数可恶变,恶变率约为 6%。

4. X 线表现为局部骨质密度减低透光区,边界模糊而不规则,常有溶骨性破坏,有时可见有正在发育的牙齿。

5. 尿中 3- 甲氨基 4- 扁桃酸与香草基扁桃酸含量升高。

6. 注意与恶性黑色素瘤、神经母细胞瘤等鉴别。最终确诊需结合组织病理学检查。

【治疗原则及方案】

手术治疗 由于肿瘤无包膜或包膜不完整,呈浸润性生长,手术治疗应适当地扩大切除范围,应行连同受累牙胚的颌骨方块切除术。

三十二、颗粒细胞瘤

【病因】

目前大多数学者认为来源于神经鞘施万细胞。具体病因不清,少数有家族性多发倾向。

【诊断与鉴别诊断】

1. 发病少见。多见于中年人,舌部最常好发,女性显著高于男性。

2. 肿瘤生长缓慢,表现为黏膜下或皮下单发性肿块,少数为多发肿块,直径一般小于 3cm,扪及质地较硬,边界清楚。

3. 一般无自觉症状,少数伴有轻度钝痛、瘙痒。

4. 少数可恶变,恶变率为 2%~3%。

5. 颗粒细胞瘤无特征性特点,注意与神经鞘瘤、静脉畸形和平滑肌瘤等相鉴别。最终确诊依靠病理检查。

【治疗原则及方案】

手术治疗 手术完整切除肿瘤。如病理证实为恶变,应按恶性肿瘤治疗原则处理。

三十三、嗜酸性粒细胞增生性淋巴肉芽肿

【病因】

目前病因尚不清。主要为淋巴结肿大,淋巴细胞增生和嗜酸性粒细胞浸

润。淋巴结以外的病变表现为肉芽肿,也伴有大量淋巴细胞和嗜酸性粒细胞浸润。

【诊断与鉴别诊断】

1. 多见于成年人,绝大多数为男性。好发于腮腺、颧颊部、眶部及下颌下区。

2. 发病缓慢,病程长,常有时大时小或消退后又复发的病史。

3. 大多表现为边界不清的软组织肿块,有时为多发,肿块可推动,质地软至中度硬,无疼痛及压痛。

4. 病损区常有皮肤粗厚及色素沉着,可伴有肿块区及皮肤瘙痒。

5. 血液中嗜酸性粒细胞明显增多,可高达 60%~70%,淋巴细胞亦增多。

6. 应注意与慢性淋巴结炎、淋巴结反应性增生和皮脂腺囊肿相鉴别。最终确诊依靠病理检查。

【治疗原则及方案】

1. 放射治疗 小剂量放射治疗为首选治疗,并且放射治疗对复发病例的疗效仍然良好,小剂量放射每照射野总量为 10~20Gy。

2. 药物治疗 对多发性者应以肾上腺皮质激素药物为主的治疗。

3. 手术治疗 对孤立局限性病变也可手术切除。对病变巨大者也可考虑手术部分切除后辅以放疗。

三十四、骨化性纤维瘤

【病因】

来源于颌骨内成骨性结缔组织,病因尚不清楚。

【诊断与鉴别诊断】

1. 多见于儿童期发病,女性多于男性。大多为多发性,上下颌骨均可发生,但以下颌骨多见。

2. 生长缓慢,早期无自觉症状,质硬,多数边界不清。逐渐长大后常造成颌骨膨隆,面部畸形及牙移位。

3. 有时可继发感染,伴发骨髓炎。

4. X 线片表现为颌骨局限性膨胀,呈圆形或卵圆形或不规则的低密度区,可为单囊或多囊状,边界较清楚,病变内伴有不同程度和不规则的钙化阴影。

5. 应注意与骨纤维异常增殖症、化牙骨质纤维瘤和骨纤维肉瘤相鉴别,最终确诊需结合组织病理学检查。

【治疗原则及方案】

手术治疗 对小或局限性的肿瘤应早期手术彻底切除。对不能全部切除或切除后对功能影响较大者,应在青春期后做部分切除,以改善外形和功能。如肿瘤发展较快,影响功能时,也可提前手术。对于肿瘤巨大者,行肿瘤全部切除后导致的严重颌骨缺损应进行修复,下颌骨切除后可立即行自体骨移植修复,视情况同期或后期植入牙种植体。上颌骨切除后可用赝复体或自体骨移植修复,以恢复外形与功能。推荐辅助应用 CAD/CAM 或手术导航等数字化外科技术辅助手术,可显著提高手术精确度和安全性。

三十五、骨纤维异常增殖症

【病因】

是以纤维骨性组织异常增生取代正常骨组织的良性骨组织疾病,又称骨纤维结构不良或骨纤维营养不良。目前认为本病并非真性肿瘤。

【诊断与鉴别诊断】

1. 大多在儿童和青少年时期发病,青春期后可停止生长或速度减慢。

女性多于男性,上下颌骨均可发生,但以上颌骨多见。

2. 表现为缓慢进行性肿大,导致颌面部畸形。

3. 病变可单发或多发,单发者较多见。多发者除颌骨及颅面骨受累外,还可累及肋骨、盆骨及长骨,并常有皮肤色素沉着、内分泌紊乱以及性早熟等现象,称为 Albright 综合征。

4. 少数可发生恶变。

5. X 线表现为病变广泛性或局限性沿颌面骨长轴方向发展,弥散性膨胀,病变与正常骨之间无明显界限。有的呈密度高低不等的阴影,有的呈毛玻璃状,少数表现为多房状囊性阴影,有时为以上混合表现。

6. 应与骨化性纤维瘤、骨瘤和化牙骨质纤维瘤相鉴别,最终确诊需结合组织病理学检查。

【治疗原则及方案】

手术治疗 治疗原则同骨化性纤维瘤。对巨大型或多发者可行部分切除修整术,以改善外形和功能。

三十六、骨瘤

【病因】

病因尚不明确。目前认为是骨膜膜性化骨过度所形成,或是骨化性纤维瘤或骨软骨瘤进一步演变而形成,或是炎症和外伤刺激引起的反应性骨组织增生所形成。

【诊断与鉴别诊断】

1. 多见于成年人,男女发病无差异。好发于颅骨、额骨和上下颌骨。

2. 大多发生于骨表面(称外周型骨瘤),少数发生于骨内(称中央型骨瘤)。

3. 生长缓慢,边界清楚,扪诊质硬,长大后可引起面部畸形。发生在额骨及眶骨的骨瘤可压迫视神经,发生于髁突的骨瘤可导致颞下颌关节症状。

4. X线表现为比正常骨组织密度高的团块状钙化影,边界光滑整齐。

5. 注意与软骨瘤、骨化性纤维瘤、化牙骨质纤维瘤和良性牙骨质母细胞瘤相鉴别。

【治疗原则及方案】

手术治疗 手术完整切除。

三十七、骨巨细胞瘤

【病因】

病因尚不明确,可能来源于骨髓腔内原始间质细胞,又称破骨细胞瘤。

【诊断与鉴别诊断】

1. 多见于 20~40 岁的成年人,无男女性别差异。

2. 多发生在颌骨的中央部,称为中央性巨细胞瘤;少数发生在骨外者,称为周围性巨细胞瘤。

3. 一般生长缓慢,早期通常无自觉症状,有时可伴局部间歇性隐痛。但如生长加快,提示有恶变可能。

4. 中央性巨细胞瘤逐渐长大可导致牙槽突扩张、颌骨明显膨隆及面部畸形,牙可发生松动、移位,若拔牙可见创口内有易出血的肉芽组织,肿瘤如穿破颌骨可呈暗紫色或棕色;周围性巨细胞瘤呈棕褐色,易出血。

5. X线表现为呈肥皂泡沫样或蜂房状囊性阴影,伴骨质膨胀,肿瘤边界较清楚。

6. 病理学上根据间质细胞的形态、分布和排列将此瘤分为三级:一级骨巨细胞瘤属于良性,二级骨巨细胞瘤属于临界瘤,三级骨巨细胞瘤属于恶性。

7. 注意与巨细胞修复性肉芽肿和甲状旁腺功能亢进的骨病变相鉴别，最终确诊需结合组织病理学检查。甲状旁腺功能亢进常伴有血钙及血清碱性磷酸酶增高。

【治疗原则及方案】

1. 手术治疗 以手术治疗为主，术中须行冰冻切片病理检查确定手术切除范围。一级骨巨细胞瘤采用彻底刮除并用苯酚对周围骨壁烧灼，或在正常颌骨组织内切除肿瘤。二级、三级骨巨细胞瘤应根据肿瘤大小行颌骨部分或全部切除，对导致的严重颌骨缺损应进行修复，下颌骨切除后可立即行自体骨移植修复，视情况同期或后期植入牙种植体修复牙列。上颌骨切除后可用赝复体或自体骨移植修复。

2. 放射治疗 恶性骨巨细胞瘤对放疗也较敏感，对不适宜手术治疗的患者可行放射治疗。

三十八、巨细胞修复性肉芽肿

【病因】

是对创伤性骨内出血的一种局部修复性反应，为瘤样病变，并非真性肿瘤。

【诊断与鉴别诊断】

1. 多数有外伤或感染史。

2. 常发生于 20 岁以下的青少年，女性多于男性。

3. 下颌比上颌多见，多发生于上颌骨第一磨牙以前的部位。

4. 多数表现为无痛性颌骨膨胀，但很少穿破骨皮质，少数可伴有非特异性疼痛。

5. X 线表现为单房状囊性阴影，并常有骨样或骨小梁发生，边界清楚整齐。

6. 注意与骨巨细胞瘤和牙源性角化囊肿相鉴别,确诊需靠病理诊断。

【治疗原则及方案】

手术治疗　彻底刮除病变组织。

三十九、软骨瘤

【病因】

来源于成软骨细胞的良性肿瘤,其发生可能与胚胎时期的梅克尔(Meckel)软骨的形成和遗留有关。

【诊断与鉴别诊断】

1. 多见于青年或儿童,女性多于男性。

2. 可发生于颌骨内或颌骨外。下颌骨多发于颞下颌关节区,其次为下颌体后份及正中联合处;上颌骨多发于前牙槽区及腭部;骨外者常发生于颞下窝和舌体。

3. 肿瘤质地较硬,周界清楚,根据发生的不同部位可导致局部畸形、张口受限等症状。

4. 具有局部浸润性,可发生恶变。

5. X线表现为骨质膨胀和吸收的透光影,可伴有钙化影。

6. 应与化牙骨质纤维瘤、骨化性纤维瘤和骨瘤等相鉴别,最终确诊需结合组织病理学检查。

【治疗原则及方案】

手术治疗　软骨瘤具有局部浸润性,也可发生恶变,手术应在正常边界处彻底切除。

第三节 口腔颌面部恶性肿瘤

一、舌癌

【病因】

舌癌的病因至今尚未完全清楚,目前认为是"癌瘤病因综合作用"的结果。癌瘤病因包括:①外来刺激因素,如残根、残冠、不良修复体、烟酒、嚼槟榔等局部因素的长期慢性刺激;②内在因素,如神经精神因素、内分泌紊乱、机体免疫下降以及遗传因素等;③由白斑、红斑、扁平苔藓和乳头状瘤等癌前病变发展而来;④也可能与 HPV 感染有关。

【诊断与鉴别诊断】

1. 发病原发部位在以轮廓乳头为界的舌前 2/3(发生于舌后 1/3 者属于口咽癌范围,即舌根癌),90% 以上为鳞状细胞癌。

2. 最常发生的部位为舌侧缘中 1/3,其次为舌尖、舌背及舌腹。

3. 病变常表现为溃疡或浸润块,扪诊基底较硬,借此点可初步与创伤性溃疡和复发性口腔溃疡相鉴别。

4. 病变区及周围可同时伴有白斑或扁平苔藓或乳头状瘤等癌前病变,或相应部位存在慢性刺激因素,如残根、尖锐牙尖和不良修复体等。

5. 生长较快,常有明显疼痛及触痛,浸润舌肌时可导致舌运动受限或舌固定,影响说话、进食和吞咽。晚期舌癌可浸润口底、破坏下颌骨。如继发感染或侵犯舌根可发生剧烈疼痛,疼痛可放射到耳颞部。

6. 早期即可发生颈淋巴结转移,转移率较高,常可在易发生转移的 IB 及 II 区扪及肿大淋巴结。有时舌癌可发生对侧颈淋巴结转移或远处转移,远处转移一般多转移至肺部。

7. CT 检查显示多为软组织异常增生和肿块形成,增强后肿块多有强化表现,进而显示其与周围组织的分界。MRI 病变信号在 T_1 加权像多与周围肌组织信号相等,T_2 加权像多呈混合信号或高信号改变,增强后病变可有增强。全身 PET-CT 检查排除或发现远处转移。

8. 应注意与结核性溃疡、梅毒性溃疡和创伤性溃疡相鉴别。最终确诊需结合组织病理学检查,TNM 分期标准见附录一。

【治疗原则及方案】

1. 手术治疗 手术为主要的治疗方法,手术必须严格遵守"无瘤"操作原则。

(1)原发灶切除:应在距肿瘤边界外 1.5cm 左右处切除或遵循解剖间室切除,到达各方向切缘阴性是手术原则。术后舌体缺损小于 1/3 者可直接拉拢缝合,缺损大于 1/3 而小于 1/2 者可视具体情况行直接拉拢缝合或选用不同皮瓣整复,缺损大于 1/2 者应用带蒂或血管化游离皮瓣进行立即整复。

(2)颈淋巴组织清扫:T_3 和 T_4 患者或肿瘤浸润深度大于 0.4cm 的患者应同期行选择性颈淋巴结清扫术。若已证实有转移者,应同期行根治性颈淋巴结清扫术,术中应注意口底淋巴结的清扫;若癌灶超过中线,根据情况可考虑行双侧颈淋巴组织清扫术。有条件也可在术中行前哨淋巴结活检,用以确定颈淋巴结清扫术术式。

2. 放射治疗

(1)可用于 T_1 和 T_2 期患者的单独治疗。

(2)用于 T_3 和 T_4 期患者的术前或术后辅助治疗。术后辅助放疗开始时间距离手术时间应不超过 6 周。

3. 药物治疗 首选药物有金属铂类(卡铂或顺铂)、氟尿嘧啶和紫杉醇类(多西他赛或紫杉醇)抗癌药物,多为联合用药,常用方案有:铂类 +5- 氟尿嘧啶 + 紫杉醇类,或铂类 +5- 氟尿嘧啶,给药方式推荐首选静脉时辰给药。一般用于:

(1)有全身转移者。

(2)术前、术后辅助治疗。

（3）与放疗联合应用，即放化疗。

4. 免疫治疗或靶向治疗 对复发、不能手术切除、全身转移、含铂类药物化疗失败的晚期舌鳞癌患者，可行免疫治疗或靶向治疗。目前免疫治疗主要用免疫检测点抑制剂 Pembrolizumab 或 Nivolumab 行 PD-1/PD-L1 通路阻断治疗。Pembrolizumab 单药或与铂类 /5- 氟尿嘧啶联用均为一线治疗方案，但 Pembrolizumab 单药作为一线治疗方案仅适用于肿瘤 PD-L1 表达 CPS ≥1 的患者；靶向治疗目前用西妥昔单抗治疗，一般与化疗药物联合应用，常用方案为 EXTREME 方案（顺铂 / 卡铂 +5- 氟尿嘧啶 + 西妥昔单抗）。

5. 综合序列治疗或多学科综合治疗（MDT） 主要是针对中、晚期患者的治疗，即是以手术治疗为主，有序结合多种方法的综合治疗。一般公认序列是：先行手术切除肿瘤，或先行化疗或放疗待肿瘤缩小后再行手术切除，术后若证实有不良预后因素，应再行放疗或放化疗。舌癌及口腔癌和口咽癌的不良预后因素均包括：切缘阳性、淋巴结包膜外受侵、多个淋巴结转移、神经周围、淋巴管、血管受侵。

6. 术后功能康复治疗 包括吞咽功能训练、言语障碍纠正、肩部康复训练，牙及咬合、营养状况及抑郁症的评估和治疗。

7. 随访 随访是包括舌癌在内的所有恶性肿瘤诊治的重要组成部分，与前面的治疗同等重要。在治疗结束后 4~6 周应进行第 1 次随访，2~3 个月应行包括颅底至颈根区域的增强 CT 或 MRI 的基线影像学检查。在治疗后的前 2 年期间每 1~2 个月随访一次，3~5 年期间每 4~6 个月随访一次，5 年后每 6~12 个月随访一次。随访内容主要包括对原发灶周围及双侧颈部进行体格检查，对不能直视清楚的部位可用内镜检查。在治疗后的前 2 年期间每 6 个月以及 3~5 年期间每 12 个月应对原发灶及颈部行增强 CT 或 MRI 等影像学检查，对怀疑有复发或转移者可行组织活检或 PET-CT 检查。对接受放疗后的患者每 6~12 个月检查促甲状腺激素（TSH）以评价甲状腺功能，对吸烟者每年行一次胸部 CT 检查。

在随访期若患者出现任何异常症状应及时随诊，不必遵循以上时间。

二、颊黏膜癌

【病因】

同舌癌。

【诊断与鉴别诊断】

1. 发病原发部位在翼下颌韧带之前和上下颊沟之间的颊部黏膜,并包括上下唇内侧黏膜的癌。多为鳞状细胞癌,少数为腺癌。

2. 病变常表现为溃疡和糜烂,有时表现为外生型新生物或黏膜肿块。

3. 扣诊病变基底较硬,根据此点可初步与创伤性溃疡、糜烂型扁平苔藓和复发性口腔溃疡相鉴别。

4. 有时病变区周围同时伴有白斑或扁平苔藓等,或相应部位存在慢性刺激因素,如残根、残冠、尖锐的牙尖和不良修复体等。

5. 生长较快,后期向周围蔓延可侵犯颊部肌肉、皮肤及上下颌骨,导致颊部破溃、张口困难等。

6. 颈淋巴结转移率较高,常见的转移部位是颊部、IB 和 Ⅱ区淋巴结,常在这些部位能扣及肿大淋巴结。

7. CT 检查显示多为颊间隙区软组织肿块形成,后期可破坏上下颌骨。MRI 检查在 T_1 加权像为等信号,在 T_2 加权像为混合信号或高信号,边缘不规则。

8. 应与创伤性溃疡、结核性溃疡和梅毒性溃疡相鉴别。最终确诊需结合组织病理学检查,TNM 分期标准见附录一。

【治疗原则及方案】

1. 手术治疗 为主要的治疗方法。

(1)原发灶切除:应在距肿瘤边界外 1.5~2cm 处切除,直径小于 1.0cm 且表浅的颊黏膜癌行局部扩大切除后遗留创面可直接拉拢缝合或植皮片或修复膜修复。病变直径大于 1.0cm 时,术后颊部缺损应根据缺损情况选用不同的带蒂或血管化游离皮瓣进行立即整复。

（2）颈淋巴组织清扫：原则同舌癌。

2. 放射治疗　原则同舌癌。

3. 药物治疗　原则同舌癌。

4. 免疫治疗或靶向治疗　原则同舌癌。

5. 综合序列治疗或 MDT　原则同舌癌。

6. 随访和术后功能康复治疗　原则同舌癌。

三、口底癌

【病因】

同舌癌。

【诊断与鉴别诊断】

1. 发病原发部位在舌颌沟与舌侧牙龈之间的口底,90% 以上为鳞状细胞癌。多发生于口底前份的舌系带两侧。

2. 病变早期常为溃疡或浸润块,扪诊基底较硬,此点可初步与创伤性溃疡和复发性口腔溃疡相鉴别。

3. 生长较快,向下和向后侵及口底肌肉和舌肌时,可致舌运动受限、涎液增多、吞咽困难及语言障碍,伴有疼痛;向前、向外侵及牙龈及下颌骨舌侧骨板,可使牙松动、脱落。

4. 早期即可发生颈淋巴结转移,接近中线者也可发生双侧颈转移,一般转移至 ⅠA、ⅠB 及 Ⅱ区,常在以上区域可扪及肿大淋巴结。

5. CT 和 MRI 表现同舌癌。

6. 注意与来自舌下腺的恶性肿瘤相鉴别。最终确诊需结合组织病理学检查,TNM 分期标准见附录一。

【治疗原则及方案】

1. 手术治疗　为主要的治疗方法。

（1）原发灶切除：应在距肿瘤边界外约 1.5cm 处切除，到达各方向切缘阴性是手术原则。术后口底缺损应根据具体情况选用不同的皮瓣进行立即整复。口底癌波及下颌骨者，应根据下颌骨被侵犯情况行颌骨矩形或节段性切除，节段性截骨后的缺损可同期行自体骨移植修复，若辅助应用 CAD/CAM 或手术导航等数字化外科技术辅助手术，可提高手术精度和安全性。

（2）颈淋巴组织清扫：原则同舌癌。

2. 放射治疗　原则同舌癌。

3. 药物治疗　原则同舌癌。

4. 免疫治疗或靶向治疗　原则同舌癌。

5. 综合序列治疗或 MDT　原则同舌癌。

6. 随访和术后功能康复治疗　原则同舌癌。

四、牙龈癌

【病因】

同舌癌。

【诊断与鉴别诊断】

1. 发病原发部位在上下颌游离龈、附着龈，多为鳞状细胞癌。多见于磨牙区，下颌较上颌多发。

2. 多表现为菜花状溃疡，有时也呈乳头状新生物。

3. 生长较慢，早期即可向牙槽突浸润，引起牙疼痛、松动或脱落。

4. 下牙龈癌向下侵犯颌骨，当下牙槽神经受累时可致患侧下唇麻木；上牙龈癌向上可侵入上颌窦；肿瘤向颊侧或向后侵犯咀嚼肌群，可出现开口受限。

5. 牙龈癌较易发生淋巴结转移,下牙龈癌颈淋巴结转移率较上颌高且发生更早。下牙龈癌常出现 ⅠA、ⅠB 及 Ⅱ区淋巴结转移,在相应颈部区域可扪及肿大淋巴结。

6. X 线检查早期牙龈癌即可见牙槽突溶骨性破坏吸收。随作病情发展,可见颌骨呈扇形骨质破坏,边缘整齐或凹凸不平,但对生长缓慢的病变其骨破坏区边缘可有骨增生的影像。上牙龈癌可侵犯腭和上颌窦,晚期下牙龈癌也可见病理性骨折影像。

7. 早期牙龈癌应注意与牙龈炎、牙周炎鉴别,晚期牙龈癌应注意与原发性上颌窦癌或下颌骨原发性颌骨内癌相鉴别。

8. 最终确诊需结合组织病理学检查,TNM 分期标准见附录一。

【治疗原则及方案】

1. 手术治疗 为主要的治疗方法。

(1)原发灶切除:下牙龈癌患者 X 线片显示无骨质破坏或病变仅限于牙槽突未超过根尖水平者可作下颌骨方块切除术,保留下颌骨下缘,否则应行下颌骨节段性或一侧切除术,术后缺损的骨及软组织应同期行自体骨或皮瓣移植修复,保证下颌骨的连续性和严密封闭创口。若用 CAD/CAM 或手术导航等数字化外科技术辅助手术,可提高手术精度和安全性。上牙龈癌未侵犯上颌窦时,可行牙槽突及上颌骨部分切除术,如已侵犯上颌窦,根据侵犯程度行上颌骨次全或全切除术,术后行赝复体或自体骨及皮瓣移植修复。

(2)颈淋巴组织清扫:原则同舌癌。

2. 放射治疗 原则同舌癌。

3. 药物治疗 原则同舌癌。

4. 免疫治疗或靶向治疗 原则同舌癌。

5. 综合序列治疗或 MDT 原则同舌癌。

6. 随访和术后功能康复治疗 原则同舌癌。

五、硬腭癌

【病因】

同舌癌。

【诊断与鉴别诊断】

1. 发病原发部位在硬腭（发生于软腭的癌属于口咽癌范围）。硬腭癌多为来自唾液腺的腺癌，其次为鳞癌。

2. 多表现为硬腭部包块（多为腺癌），可伴有包块表面溃烂，或表现为外翻的菜花状溃疡（多为鳞癌）。

3. 生长一般比较缓慢，后期常侵犯破坏腭部骨质，导致腭部穿孔，并向上可蔓延至鼻腔和上颌窦；向两侧可侵犯牙槽骨，导致牙松动或脱落。

4. 发生颈淋巴结转移者多转移至Ⅱ区淋巴结；病变接近中线或超过中线者，可发生双侧颈淋巴结转移。

5. X线片（或CT）显示可见腭骨及上颌骨溶骨性破坏吸收，有时可见侵犯上颌窦和鼻腔内的肿瘤影。

6. 注意与创伤性溃疡、NK/T淋巴瘤相鉴别，最终确诊需结合组织病理学检查，TNM分期标准见附录一。

【治疗原则及方案】

1. 手术治疗　为主要的治疗方法。

（1）原发灶切除：无腭部骨质破坏或仅在腭侧骨密质有部分破坏者，可行保留上颌窦底黏膜的低位上颌骨切除术。对已侵及上颌窦者，根据侵犯程度行上颌骨次全或全切除术。硬腭术后组织缺损一般可用各型赝复体修复。

（2）颈淋巴组织清扫：原则基本同前舌癌。但时间上颈淋巴组织清扫与原发灶切除可不同时进行，淋巴组织清扫可于原发灶切除术后1~2周进行。

2. 放射治疗　原则同舌癌。

3. 药物治疗　原则同舌癌。

4. 免疫治疗或靶向治疗　原则同舌癌。

5. 综合序列治疗或 MDT　原则同舌癌。

6. 随访和术后功能康复治疗　原则同舌癌。

六、唇癌

【病因】

唇癌发生与长期紫外线照射,局部不良刺激(如烟草、热灼伤等)相关。此外,也可由唇黏膜的白斑、红斑、扁平苔藓、乳头状瘤、盘状红斑狼疮等癌前病变发展而来。

【诊断与鉴别诊断】

1. 发病原发部位为唇红黏膜,绝大多数为鳞状细胞癌。

2. 下唇比上唇多见,最常发生于下唇中外 1/3 间的唇红缘部黏膜。

3. 生长较慢,早期表现为局部黏膜增厚或疱疹状结痂的肿块,常无明显自觉症状。

4. 部分病例可见与白斑、扁平苔藓等癌前病变同时存在。

5. 后期常表现为菜花状的新生物,或边缘外翻呈高低不平的火山口状溃疡,扪诊基底较硬,可伴有疼痛。

6. 晚期病变可侵及全唇并向颊部、前庭沟甚至颌骨浸润,影响口唇闭合,出现严重的涎液外溢。

7. 颈淋巴结转移率较低,常见的转移部位是 IA 和 IB 区淋巴结。后期常可扪及 IA 和 IB 区肿大淋巴结。

8. 应注意与角化棘皮瘤、维生素缺乏的慢性唇炎、乳头状瘤及梅毒性唇下疳相鉴别。

9. 最终确诊需结合组织病理学检查,TNM 分期标准见附录一。

【治疗原则及方案】

1. 手术治疗　为主要的治疗方法：

（1）原发灶切除：应在距肿瘤边界外 1.0~1.5cm 处切除，切除后唇缺损在 1/3 以内者可直接拉拢或松解后直接缝合，如唇缺损超过 1/2，应根据情况选用不同的皮瓣进行立即整复。

（2）颈淋巴组织清扫：原则同舌癌。

2. 放射治疗　原则同舌癌。

3. 药物治疗　原则同舌癌。

4. 免疫治疗或靶向治疗　原则同舌癌。

5. 综合序列治疗或 MDT　原则同舌癌。

6. 其他治疗　对于浸润不深、范围较小的唇癌（T_1、T_2）也可行激光治疗、低温治疗、微波热化疗，大多也能取得较好疗效。

7. 随访和术后功能康复治疗　原则同舌癌。

七、舌根癌

【病因】

舌根癌分类属口咽癌，多数学者认为烟草、酒精及 HPV 感染是主要的致病因素。

【诊断与鉴别诊断】

1. 发病原发部位在以轮廓乳头为界的舌后 1/3，多为鳞状细胞癌，其次为小唾液腺来源的癌、淋巴上皮癌及未分化癌等。

2. 多表现为舌根部溃疡（多为鳞癌或未分化癌），扪及基底较硬；或表现为舌根部肿块（多为腺源性上皮癌或恶性淋巴瘤）。

3. 早期多无明显自觉症状；随着病情发展出现疼痛，疼痛可放射至耳颞部；晚期可出现吞咽困难、橄榄语音及语言含糊不清。

4. 极易发生淋巴结转移,转移率较高,常可扪及Ⅱ区肿大淋巴结。

5. CT和MRI表现同前舌癌。

6. 注意与甲状腺舌根异位、舌根淋巴滤泡增生和甲状舌管囊肿相鉴别。

7. 最终确诊需结合组织病理学检查。舌根癌分类属口咽癌,组织病理检查需同时检测p16的表达,根据p16表达情况分为HPV相关性(p16+)和非HPV相关性(p16-)两类,TNM分期原则见附录二和附录三。

【治疗原则及方案】

1. 治疗原则及方案同前面舌癌。但需同时注意,HPV感染是舌根癌的主要致病因素之一,与治疗及预后密切相关。HPV相关性(p16+)舌根癌对放疗和化疗更为敏感,其预后也显著优于非HPV相关性(p16-)舌根癌。

2. 随访和术后功能康复治疗 原则同舌癌。

八、软腭癌

【病因】

软腭癌分类属口咽癌,病因同舌根癌。

【诊断与鉴别诊断】

1. 发病原发部位在软腭,多为鳞状细胞癌,其次为小唾液腺来源的癌及未分化癌,少见有恶性黑色素瘤和肉瘤。

2. 多表现为软腭溃疡(多为鳞癌或未分化癌),扪及基底较硬;或表现为软腭黏膜下包块(多为腺源性上皮癌)。

3. 早期可出现吞咽不适,之后出现吞咽痛,疼痛可放射至同侧面部和颈部;晚期可向外侵犯咽旁间隙、翼内肌导致张口受限。向上软腭溃破穿孔,侵犯鼻咽部和颅底,导致鼻塞、头疼、中耳炎及颅神经受累表现。

4. 易发生颈淋巴结转移,最常转移到Ⅱ区和Ⅲ区颈淋巴结,在该区域常可扪及肿大淋巴结。发生在中线的软腭癌常有双侧颈淋巴结转移。

5. 注意与 NK/T 淋巴瘤导致的软腭中线处溃疡和坏死相鉴别。

6. 最终确诊需结合组织病理学检查。软腭癌分类属口咽癌,同时需检测 p16 的表达,根据 p16 表达情况分为 HPV 相关性(p16+)和非 HPV 相关性(p16-)两类,TNM 分期见附录二和附录三。

【治疗原则及方案】

1. 治疗原则及方案同前舌癌。软腭癌手术切除后所致组织缺损,可根据具体情况用不同的组织瓣进行整复。HPV 相关性(p16+)软腭癌对放疗和化疗更为敏感,其预后也显著优于非 HPV 相关性(p16-)软腭癌。

2. 随访和术后功能康复治疗　原则同舌癌。

九、皮肤鳞状细胞癌

【病因】

来源于表皮或附属器角朊细胞的恶性肿瘤。具体病因尚不明确,目前认为与紫外线照射、电离辐射、煤焦油等各种化学致癌剂的频繁接触、慢性炎症性病变和长期溃疡、免疫抑制以及种族遗传因素有关。

【诊断与鉴别诊断】

1. 好发于鼻侧、鼻唇皱褶、眼睑、上下唇、眶下区及颞部。

2. 早期多表现为局部疣状浸润,表面覆盖正常上皮。

3. 随着疾病发展皮肤出现破溃,形成火山口样的溃疡或表面呈菜花样的溃疡,基底常覆盖有坏死组织,可向深部浸润可累及肌肉和骨质。

4. 溃疡边缘和基底扪之质硬。

5. 有特殊恶臭。

6. 可发生区域淋巴结和远处器官转移,但转移率较低。

7. 注意与皮肤慢性炎症、创伤性溃疡和巨型尖锐湿疣相鉴别,最终确诊需结合组织病理学检查,TNM 分期标准见附录四。

【治疗原则及方案】

1. 手术治疗 为主要治疗方法。手术切缘应距肿瘤边缘 1cm 或以上，切除后同时行整复。有淋巴结转移者应同期行相应引流区域的淋巴结清扫术。

2. 放射治疗 皮肤鳞状细胞癌对放疗中度敏感，适用于病灶面积大者手术前或后的辅助放疗，也适用对手术有困难者的单独治疗。

3. 化学治疗 用于有全身转移者，或病灶面积大者的手术前辅助治疗，或手术切除有困难者，或浅表多发性的皮肤鳞癌。

4. 其他治疗 对于浅表、体积较小的皮肤鳞癌，也可行激光治疗、光动力学治疗、冷冻治疗及免疫治疗。

5. 随访和术后功能康复治疗 原则同舌癌。

十、皮肤基底细胞癌

【病因】

起源于基底细胞或毛囊外根鞘细胞，病因同前皮肤鳞状细胞癌。

【诊断与鉴别诊断】

1. 多见于老年人，好发于鼻部、额部、颞部等易受到日光照射的部位。

2. 早期多表现为灰黑色或棕黄色斑，伴有毛细血管扩张。

3. 生长缓慢，长期无自觉症状。

4. 随着疾病发展，病变中央出现糜烂，表面结痂，脱后形成边缘如鼠咬状溃疡；有时也表现为匐行状，向周围皮肤呈浅表性扩散，原来的部位则自行愈合，留下瘢痕。

5. 向深部浸润可累及的软骨和骨质，一般不发生区域淋巴结转移。

6. 色素性皮肤基底细胞癌应注意与皮肤恶性黑色素瘤相鉴别，后者常发展快，伴有卫星结节。

7. 皮肤基底细胞癌可单独出现,但注意鉴别有时可能是某些综合征的表现,如痣样基底细胞癌综合征(多发性基底细胞癌、分叉肋、眶距增宽、颅骨异常、大脑镰钙化和牙源性囊肿)、Bazex 综合征(基底细胞癌样痣、滤泡样皮萎缩、无汗症和毛发稀少)等。

8. 最终确诊需结合组织病理学检查。

【治疗原则及方案】

1. 手术治疗 为主要治疗方法,手术切缘一般距肿瘤边缘 1cm 左右即可,切除后同时行整复。

2. 放射治疗 皮肤基底细胞癌对放疗敏感性较差,仅适用于病灶面积大的手术前、后辅助治疗或手术切除有困难者的治疗。

3. 药物治疗 可用咪喹莫特乳膏涂搽、干扰素行病灶周围注射。

4. 其他治疗 对于浅表、体积较小的癌灶,也可行激光治疗、光动力学治疗、冷冻治疗及免疫治疗。

5. 随访和术后功能康复治疗 原则同舌癌。

十一、疣状癌

【病因】

疣状癌发生具体机制不清,主要与吸烟、饮酒以及 HPV 感染等多种因素相关。也可由口腔黏膜下纤维化、口腔扁平苔藓、口腔疣状白斑以及不良修复体长期刺激发展而来。

【诊断与鉴别诊断】

1. 多见于中老年男性,好发于下唇、颊部、舌和牙龈,也可发生于颌骨。

2. 分为外生型、囊肿型和浸润型 3 种类型。

3. 外生型是最常见的类型(约占 55%),发生在唇、颊等口腔黏膜表面,呈外突生长的小结节状、颗粒状或乳头状,常有蒂与口腔黏膜相连。其生长缓慢、病史长。

4. 囊肿型主要发生于牙龈或根尖区,浸润型主要发生于上、下颌骨或牙龈。囊肿型和浸润型临床表现相似,在早期均无明显症状,后期出现牙松动、牙龈或面部皮肤出现瘘口,从瘘口内可见大量白色干涩豆渣样物排出。

5. 外生型和囊肿型一般不发生颈淋巴结转移和远处转移,少数浸润型可发生颈淋巴结转移。

6. X线或CT检查,囊肿型表现为颌骨呈中央低密度影、周边整齐或不整齐的囊肿样改变,浸润型常表现为"侵袭性牙周炎或颌骨骨髓炎"样改变。

7. 应注意与乳头状瘤、侵袭性牙周炎、牙源性角化囊肿和颌骨骨髓炎等相鉴别,最终确诊需结合组织病理学检查。

【治疗原则及方案】

1. 手术治疗 为主要的治疗方法。对外生型和囊肿型在距肿瘤边界外约1cm处行局部扩大切除即可。浸润型应在距肿瘤边界外1.5cm处或以上行扩大切除,术后视组织缺损情况行同期自体组织移植修复。有颈淋巴结转移者应同期行颈淋巴结清扫术。

2. 放射治疗 主要用于有颈淋巴结转移或手术切缘阳性者的术后辅助治疗。

3. 药物治疗 化学药物用于有全身转移者。

4. 其它治疗 对病变较小的外生型疣状癌,或老年患者因全身情况不能耐受手术或拒绝手术时,可选择 CO_2 激光或冷冻治疗。

5. 随访和术后功能康复治疗 原则同舌癌。

十二、汗腺癌

【病因】

来源于汗腺的恶性转变。病因不清。

【诊断与鉴别诊断】

1. 多发于 40 岁以上的中、老年人。可发生于颌面部任何部位,最好发于眼睑和头皮。

2. 生长慢,病程一般较长,无明显自觉症状。

3. 多表现为皮下外突性肿块,边界不清,皮肤常呈红色或紫红色,扪及质地坚硬;病灶大时可溃破呈菜花状,伴有疼痛。

4. 少数生长迅速,呈浸润性斑块,可发生相应引流区域的淋巴结转移。

5. 应注意与转移性腺癌、皮脂腺癌和皮脂腺囊肿相鉴别。最终确诊依靠组织病理学检查。

【治疗原则及方案】

1. 手术治疗　手术切除为主要的治疗方法,应广泛切除原发灶,到达各方向切缘阴性是手术原则。术后根据缺损情况用游离皮片或皮瓣修复。发生淋巴结转移者应同期行相应引流区域的淋巴结清扫术。

2. 放射治疗　汗腺癌对放射治疗不敏感,仅用于不能手术的患者试用。

3. 化学治疗　可用于肿瘤巨大者,可先行化疗缩小后再行手术切除。也可用于肿瘤发生转移者。

4. 随访和术后功能康复治疗　原则同舌癌。

十三、皮脂腺癌

【病因】

来源于皮脂腺细胞的恶性转变。具体病因不清。

【诊断与鉴别诊断】

1. 多发于中、老年人,好发于眼睑、鼻部及头皮。

2. 常表现为红色结节或斑块,边界不清,与表皮粘连紧,有时可出现破溃,破溃后呈菜花样外翻病损。

3. 极少发生区域淋巴结转移。

4. 注意与汗腺癌、皮脂腺囊肿、皮肤鳞状细胞癌和皮肤基底细胞癌相鉴别。最终确诊依靠组织病理学检查。

【治疗原则及方案】

1. 手术治疗　手术切除为主要的治疗方法。由于易复发,应广泛切除达到各切缘阴性。术后根据缺损情况用游离皮片或皮瓣修复。

2. 放射治疗　皮脂腺癌对放射治疗不敏感,仅用于不能手术的患者试用。

3. 随访和术后功能康复治疗　原则同舌癌。

十四、上颌窦癌

【病因】

起源于上颌窦内的上皮恶变(鳞癌),少数为腺源性。

【诊断与鉴别诊断】

1. 以鳞癌最为常见,少数为腺源性上皮癌。

2. 早期无明显自觉症状,随着肿瘤生长侵及上颌窦壁和周围组织时,可出现下面不同的症状:

(1)肿瘤侵及上颌窦内侧壁时出现鼻阻塞、鼻出血、鼻腔异常分泌物及鼻泪管堵塞导致的流泪现象。

(2)肿瘤侵及上颌窦下壁时常出现牙痛、牙松动及龈颊沟肿胀。

(3)肿瘤侵及上颌窦前外壁者常有面颊部感觉迟钝、眶下区麻木、龈颊沟及面部肿胀。

(4)肿瘤侵及上颌窦后壁可导致张口受限、上腭麻木和耳鸣等症状。

(5)肿瘤侵及上颌窦上壁可导致眼球突出、运动受限、复视等。

（6）晚期上颌窦癌可出现上述上颌窦各壁受累的症状。

3. 较易发生ⅠB及Ⅱ区颈淋巴结转移,常可扪及肿大淋巴结,有时也可转移至耳前及咽后淋巴结。

4. X线及CT检查均可见上颌窦内有实性占位肿物,上颌窦壁有不同程度不规则的骨质破坏吸收。

5. 注意与牙髓或根尖病导致的牙痛、牙周病导致的牙松动和慢性上颌窦炎相鉴别。

6. 最终确诊需结合组织病理学检查,TNM分期标准见附录五。

【治疗原则及方案】

1. 手术治疗　手术切除为主要治疗方法。

（1）原发肿瘤切除:肿瘤局限于上颌窦下部者,可行保留眶板的上颌骨次全切除术。肿瘤充满上颌窦者,应行上颌骨全切除术。肿瘤已破坏窦壁突出周围组织者,应行上颌骨扩大切除术。如肿瘤已波及筛窦、颞下窝或颅底可行颅面联合切除。上颌骨缺损可用赝复体,或血管化游离腓骨、髂骨及皮瓣修复。

（2）颈淋巴结清扫术:证实有颈淋巴结转移者,应行根治性颈淋巴结清扫术。无明显淋巴结肿大者,可严密观察或行肩胛舌骨上颈淋巴结清扫术。

2. 放射治疗　一般用于术前、术后的辅助治疗。晚期上颌窦腺源性癌可行放射性粒子植入,常可获得较好疗效。

3. 化学治疗　可用于中、晚期患者术前或术后的辅助治疗,以及证实有全身转移者。常用药物有铂类、5-氟尿嘧啶和紫杉醇类等,一般联合用药,给药方式推荐首选静脉时辰给药。

4. 免疫治疗或靶向治疗　对复发、不能手术切除、全身转移、含铂类药物化疗失败的晚期上颌窦癌患者,可考虑行免疫治疗或靶向治疗（原则同舌癌）。

5. 综合序列治疗或MDT　对晚期上颌窦癌患者多学科综合序列治疗一

般是：先行手术切除，或先行化疗或放疗待肿瘤缩小后行手术切除，术后若证实有不良预后因素，应再行放疗或放化疗。上颌窦癌预后不良因素主要包括：切缘阳性、淋巴结包膜外受侵。

6. 随访和术后功能康复治疗　原则同舌癌。

十五、中央性颌骨癌

【病因】

来源于牙胚成釉上皮的剩余细胞，以鳞状细胞癌多见，也可为腺性上皮癌。

【诊断与鉴别诊断】

1. 好发于下颌骨的磨牙区。

2. 常早期出现下唇麻木及牙痛，下唇麻木常为首要症状。

3. 继之病变相应部位牙齿松动、脱落和颌骨膨隆；病变穿破骨质后侵及口腔黏膜、面部皮肤及咀嚼肌，导致口腔内或面部溃疡、张口受限等；后期可发生病理性骨折。

4. 肿瘤有时可沿下颌神经管扩散，超越中线至对侧，或自下牙槽神经孔穿出侵犯周围软组织。

5. 较易发生ⅠB及Ⅱ区颈淋巴结转移，常可扪及肿大淋巴结；也可经血液循环发生远处转移。

6. X线片和CT检查早期表现为病损局限于根尖区骨松质内，呈不规则虫蚀样破坏，随后破坏并浸润骨密质，表现为边缘不规则的溶骨性破坏。

7. 注意与牙槽脓肿、下颌骨骨髓炎、下牙槽神经炎、成釉细胞瘤和牙源性疾病相鉴别。

8. 最终确诊需结合组织病理学检查。疑为中央性颌骨癌时，可及时拔除一患牙，从牙槽窝内取组织送病理检查。

【治疗原则及方案】

1. 手术治疗 手术切除为主要治疗方法。

（1）原发肿瘤切除：手术切除范围应广泛,局限一侧的病变应行下颌骨半侧切除；若病变邻近或超过中线者,根据情况手术切除应扩大至对侧颏孔或下颌孔或对侧下颌骨全切除术；可同期行血管化游离腓骨或腓骨肌皮瓣等修复颌骨及软组织缺损。

（2）颈淋巴结清扫术：证实有颈淋巴结转移者,应同期行根治性颈淋巴结清扫术；无明显淋巴结肿大者,一般也应行选择性颈淋巴结清扫术。

2. 放射治疗 一般用于术后辅助治疗。

3. 化学治疗 可用于术后辅助治疗或伴有远处转移者。

4. 随访和术后功能康复治疗 原则同舌癌。

十六、原发灶不明的颈部转移癌

【病因】

病因不清。颈部肿块已被病理证实为转移癌,但经全面检查,直到对其进行治疗结束时仍未找到原发灶者,又被称为隐匿性颈部转移癌。

【诊断与鉴别诊断】

1. 先前无恶性肿瘤发生及治疗史。

2. 表现为肿块颈部,可发生于颈部 I、II、III、IV 和 V 区任何区域。

3. 早期肿块活动,无痛。晚期肿块固定,质硬。

4. 颈部肿块经病理证实为颈部转移癌（不包括淋巴瘤）。最多见为鳞状细胞癌,其次为腺癌和未分化癌。

5. 无颈部以外的转移灶。

6. 经临床、影像学（超声、CT、MRI、PET-CT 等）、内镜及生化等全面检查后,仍在治疗前、中、后均未发现原发肿瘤病灶。

7. 注意与颈淋巴结炎、颈淋巴结反应性增生、颈淋巴结结核和恶性淋巴瘤相鉴别。

8. 诊断应包括 TNM 分期,TNM 分期标准见附录六。

【治疗原则及方案】

1. 手术治疗　应行根治性颈淋巴结清扫术。对颈部 I~Ⅲ区的转移腺性癌,应行根治性颈淋巴结清扫术加同侧腮腺切除术。

2. 放射治疗　用于术前或术后辅助治疗。

3. 化学治疗　用于术前或术后辅助治疗。常用药物有铂类、5- 氟尿嘧啶和紫杉醇类等,一般联合用药,用药方式推荐首选静脉时辰给药化疗。

4. 综合序列治疗或 MDT　对于 N_1 期患者,可先行手术治疗,然后行放疗或放化疗;对于 N_2 期及以上患者,可先行新辅助化疗或放疗,然后手术治疗,术后若颈淋巴结未见癌,即随访,术后若颈淋巴结仍见癌,再行放疗或放化疗。

5. 随访和术后功能康复治疗　原则同舌癌。

十七、纤维肉瘤

【病因】

来源于口腔颌面部软组织成纤维细胞。发病与遗传、放射线照射、烧伤及创伤有关。

【诊断与鉴别诊断】

1. 多见于成年人和婴幼儿,好发于有烧伤瘢痕、外伤及放射线暴露史处。

2. 可发生于颌骨或软组织。

3. 纤维肉瘤多表现为无痛性肿块,中等硬度,边界不清,表面皮肤呈暗红色。

4. 可经血液循环转移至肺、肝及骨,偶可见区域淋巴结转移。

5. CT 表现为类圆形或分叶状软组织密度肿块影,肿瘤边界清楚或不清楚,密度均匀或不均匀,内可见斑点状钙化,可伴邻近骨破坏。PET-CT 检查可提示有无转移。

6. 应与横纹肌肉瘤和平滑肌肉瘤相鉴别,最终确诊需结合组织病理学检查,TNM 分期标准见附录七。

【治疗原则及方案】

1. 手术治疗 手术切除是治疗纤维肉瘤的首选方法。应在距肿瘤边界外 1.5~2cm 处或以上行扩大切除术,到达各方向切缘阴性是手术原则,遗留的组织缺损根据具体情况选择合适的带蒂或游离皮瓣修复。有颈淋巴结转移者应行根治性颈淋巴结清扫术。

2. 放射治疗 用于巨大肿瘤术后或肿瘤不能彻底切除者的术后辅助治疗。

3. 化学治疗 用于伴有远处器官转移者或术后辅助治疗。

4. 综合序列治疗或 MDT 对中、晚期患者可与肿瘤内科、肿瘤放疗科和病理科等行多学科联合治疗。

5. 随访和术后功能康复治疗 基本原则同舌癌。但由于纤维肉瘤易经血液循环转移至肺、肝及骨等全身其他器官,因此无论对吸烟者或非吸烟者均每年行 1~2 次胸部 CT 检查、肝超声或 CT 检查,对全身任何骨骼出现疼痛或异常症状者应及时行 X 线或 CT 检查,怀疑有转移者应行 PET-CT 检查或组织活检。

十八、恶性纤维组织细胞瘤

【病因】

来源于纤维组织细胞或间叶细胞。具体病因尚不清楚,可能与外伤、炎症、手术及放疗史有关。

【诊断与鉴别诊断】

1. 多发于青壮年,肿瘤发生部位一般在较深部的肌肉间隙内,有时也可发生于颌骨内。

2. 软组织内恶性纤维组织细胞瘤初期表现为无痛性肿块,可伴有局部麻木等神经症状。肿瘤生长迅速,增大后出现疼痛,基底有浸润,边界不清。

3. 可经血液循环转移至全身其他器官,也可见区域淋巴结转移。

4. CT 检查表现为分叶状软组织肿块,增强显像可见部分肿瘤区域强化,少数可见肿瘤周围有钙化现象;MRI 检查表现为软组织内圆形或分叶状肿瘤,其内可见以短 T_1、长 T_2 为主的混杂信号影。T_1WI 呈短 T_1 长 T_1 混杂信号,T_2WI 呈短 T_2 长 T_2 混杂信号,但以长 T_2 为主信号;PET-CT 检查可提示有无转移。

5. 发生于颌骨内的恶性纤维组织细胞瘤应注意与骨肉瘤相鉴别,最终确诊需结合组织病理学检查,TNM 分期见附录七。

【治疗原则及方案】

1. 手术治疗　为首选治疗方法,有颈淋巴结转移者应同期行根治性颈淋巴结清扫术。

2. 放射治疗　主要用于术后辅助治疗,对于不能手术或肿瘤不能彻底切除者可考虑放射性粒子植入。

3. 化学治疗　用于术后辅助治疗或伴有远处器官转移者。

4. 综合序列治疗或 MDT　对中、晚期患者可与肿瘤内科、肿瘤放疗科和病理科等行多学科联合治疗。

5. 随访和术后功能康复治疗　原则同纤维肉瘤。

十九、血管肉瘤

【病因】

主要来源于血管内皮细胞的恶性肿瘤,也可来源于血管外皮细胞和血管平滑肌细胞。

【诊断与鉴别诊断】

1. 可发生于任何年龄,但以青壮年居多。

2. 肿瘤生长快,表面呈浅红色或紫红色或浅蓝色,扪之质软,常向周围组织浸润;若发生于口腔内牙龈,易溃烂出血。

3. 可经血液循环发生远处器官转移。

4. 超声、CT 和 MRI 检查无特征性的影像学表现,但有助于了解肿瘤的位置、大小及与邻近组织的关系。PET-CT 检查可提示有无转移。

5. 应与静脉畸形、肌肉瘤和卡波西肉瘤鉴别,最终确诊需结合组织病理学检查。

【治疗原则及方案】

1. 手术治疗　广泛的手术切除为首选治疗方法。
2. 放射治疗　用于术后辅助治疗。
3. 化学治疗　用于术后辅助治疗或伴有远处器官转移者。
4. 随访和术后功能康复治疗　原则同纤维肉瘤。

二十、脂肪肉瘤

【病因】

来源于正常脂肪细胞和向脂肪细胞分化的间叶细胞演变而来的恶性肿瘤。具体病因不清。

【诊断与鉴别诊断】

1. 多见于成年人,男性多于女性。

2. 多发于面颊部、下颌下及颈部。

3. 生长较慢,多数无疼痛,表现为皮下肿块,扪之质地中等,边界较清,少数可伴有疼痛。肿瘤可长至巨大,部分肿瘤直径可达 20cm 以上。

4. CT、MRI 检查显示为边界较清晰的分叶状影像。脂肪瘤与脂肪肉瘤在 CT、MRI 等影像上较难区别,鉴别要点有:脂肪瘤的分隔影像薄,一般多在 2mm 以下,无明显强化或中低度强化,而脂肪肉瘤的分隔较厚,多表现为 2cm 以上,分隔表现为高度强化或中高度强化;有时脂肪肉瘤内可有部分钙化区域;脂肪瘤较为表浅,而脂肪肉瘤则较为深在。

5. 应与脂肪瘤、肌肉瘤和恶性纤维组织细胞瘤相鉴别,最终确诊需结合组织病理学检查,TNM 分期标准见附录七。

【治疗原则及方案】

1. 手术治疗　为首选主要治疗方法,较小脂肪肉瘤可单行手术治疗。
2. 放射治疗　用于大型肿瘤术后辅助治疗。
3. 化学治疗　用于大型肿瘤术后辅助治疗。
4. 随访和术后功能康复治疗　原则同纤维肉瘤。

二十一、肌肉瘤

【病因】

肌肉瘤包括横纹肌肉瘤和平滑肌肉瘤,多见的为横纹肌肉瘤,平滑肌肉瘤罕见,横纹肌肉瘤主要由间质内的横纹肌母细胞在分化过程中发生异常而产生的恶性肿瘤,可能是感染、遗传、物理、化学和创伤等因素综合作用的结果。

【诊断与鉴别诊断】

1. 颌面部平滑肌肉瘤极其罕见,目前仅有极少数的病例报道,对其认识很有限。

2. 颌面部横纹肌肉瘤多见于青少年和儿童,好发于颈部、眶区、鼻、鼻窦、颞下窝区以及腮腺深区。

3. 早期一般表现为局部肿块,无疼痛,质地偏软。

4. 生长迅速,进入增长期后伴有疼痛、溃疡、出血,扪之质地变硬,向周围浸润,根据发生于不同的部位出现张口受限、面神经受累、眼球突出、复视等不同症状。

5. 易发生区域性淋巴结及血行转移。

6. CT 检查显示为软组织肿块,但不具有特征性影像。MRI 通常为首选影像学检查方法,通常表现为 T_1 加权像呈等或稍高信号,T_2 加权像中表现为高或超高信号。PET-CT 检查可提示有无转移。

7. 应与良性的平滑肌瘤和纤维肉瘤等鉴别,最终确诊需结合组织病理学检查。

【治疗原则及方案】

1. 手术治疗 为主要的治疗方法,对病灶应尽可能行广泛的手术切除以达到各方向切缘阴性,有颈淋巴结转移者行同期根治性颈淋巴结清扫术。

2. 放射治疗 用于大型肿瘤术后辅助治疗。

3. 化学治疗 可作为儿童横纹肌肉瘤的首选治疗方法,或用于成人术后辅助治疗。常用的化疗方案有 VAC 方案(长春新碱 + 放线菌素 D+ 环磷酰胺)、VA 方案(长春新碱 + 放线菌素 D)及 CA 方案(环磷酰胺 + 阿霉素)。

4. 随访和术后功能康复治疗 原则同前纤维肉瘤。

二十二、滑膜肉瘤

【病因】

滑膜肉瘤主要是一类来源于关节旁软组织的恶性肿瘤,而来源于关节内的滑膜组织罕见。

【诊断与鉴别诊断】

1. 多见于青年和中年人,发病无明显性别差异。

2. 好发于颞下颌关节区。

3. 早期表现为无痛肿块,但位置深而常不被发现。

4. 生长一般较慢,肿瘤增大后常伴有疼痛,张口受限及颞下颌关节受损症状,常侵及周围导致骨质破坏。

5. 易经血液循环发生远位器官转移,最常转移至肺部,可高达 20%。

6. CT 检查显示肿瘤周边区有散在钙化,中央区域表现为低密度影。MRI 检查在 T_1 加权像表现为均质或非均质的圆形肿块,T_2 加权像表现为"三联显像"表现,即显示钙化(低密度),液化囊性变(高密度)及肿瘤组织(中等密度)并存的影像学表现。PET-CT 检查可提示有无转移。

7. 应注意与滑膜瘤、软骨肉瘤和颞下颌关节紊乱病相鉴别。最终确诊需结合组织病理学检查。

【治疗原则及方案】

1. 手术治疗　手术为首选治疗方法。

2. 放射治疗　用于大型肿瘤术后辅助治疗。

3. 化学治疗　用于术后辅助治疗或伴有远处器官转移者。

4. 随访和术后功能康复治疗　原则同纤维肉瘤。

二十三、神经纤维肉瘤

【病因】

来源于神经鞘细胞,也可由神经纤维瘤恶变而来。包括恶性神经鞘瘤(或称恶性 Schwann 瘤)、恶性神经纤维瘤和神经纤维肉瘤。

【诊断与鉴别诊断】

1. 可发生于任何年龄,以青年和中年人多见,发病无明显性别差异。

2. 早期肿瘤边界较清楚,可向两侧活动而不能上下推动,压之有向远侧传导的放射痛或麻木感。

3. 肿瘤增大后固定,不能推动,可伴有局部疼痛、触痛或压痛及相应功能障碍。

4. 可发生远处器官转移和区域淋巴结转移。

5. 注意与纤维肉瘤、恶性纤维组织细胞瘤相鉴别,最终确诊需结合组织病理学检查,TNM 分期标准见附录七。

【治疗原则及方案】

1. 手术治疗　为主要的治疗方法。
2. 放射治疗　用于大型肿瘤术后辅助治疗。
3. 化学治疗　用于术后辅助治疗或伴有远处器官转移者。
4. 随访和术后功能康复治疗　原则同纤维肉瘤。

二十四、卡波西肉瘤

【病因】

来源于血管内皮细胞的恶性肿瘤。病因尚不清楚,可能是 HIV 感染、免疫力低下、遗传易感性、地理环境因素等综合作用的结果。

【诊断与鉴别诊断】

1. 一般发生于艾滋病患者,或长期应用免疫抑制剂者。
2. 病变常呈多发性,累及躯干、肢体、头面、口腔、胃肠道及会阴部等,口腔黏膜常被累及。
3. 病变初起表现为淡红色或红蓝色或蓝黑色或深棕色斑块,也可形成溃疡。以后增大融合形成结节状和蕈状肿瘤。
4. 早期的肿瘤可呈"血管瘤"类似表现,扪之质软如海绵。陈旧的肿瘤质地坚硬,似橡皮样硬度。
5. 注意与静脉畸形和血管肉瘤相鉴别,最终确诊需结合组织病理学检查。

【治疗原则及方案】

1. 手术治疗　用于较局限的单个病损患者。

2. 放射治疗　主要用于皮肤的病损,疗效较好,但对黏膜的病损疗效欠佳。

3. 药物治疗　包括抗 HIV 药物治疗、抗血管生成药物治疗、抗肿瘤药物治疗、性激素药物治疗和维 A 酸类药物治疗。

4. 免疫治疗　主要用于艾滋病患者的卡波西肉瘤,常用干扰素和白介素 Ⅱ。

5. 综合治疗或 MDT　卡波西肉瘤常为艾滋病病毒感染者合并的恶性肿瘤,应与传染科和肿瘤科等专家进行多学科联合诊治,在治疗中注意预防各种并发症,尤其是感染的发生。

6. 其他治疗　对呈血管瘤类似表现的病损也可用激光治疗、冷冻治疗。

7. 随访　可与传染科和肿瘤科联合随访。

二十五、骨纤维肉瘤

【病因】

来源于颌骨的成纤维细胞。具体病因不清,可能与遗传、放射线照射及创伤有关。

【诊断与鉴别诊断】

1. 多见于中年人和青年人,最多见于 30~40 岁。

2. 下颌骨的发病率高于上颌骨。

3. 表现为颌骨膨隆、疼痛、牙齿松动或脱落,表面皮肤温度升高,侵犯下牙槽神经可导致口唇麻木等。

4. 可经血液循环发生远处转移,也可见区域淋巴结转移。

5. X 线检查的主要表现为溶骨性破坏。

6. 注意与原发性颌骨内癌和牙源性恶性肿瘤相鉴别,最终确诊需结合组织病理学检查。

【治疗原则及方案】

1. 手术治疗　广泛的手术切除是首选治疗方法。视肿瘤范围行一侧或双侧颌骨甚至包括周围软组织的扩大切除术。

2. 放射治疗　不敏感,可用于术后辅助治疗。

3. 化学治疗　用于较大肿瘤者的术前、术后辅助治疗或发生远处转移者。常用的一线药物有氨甲蝶呤、顺铂和阿霉素,二线药物有异环磷酰胺和依托泊苷等。

4. 随访和术后功能康复治疗　原则同纤维肉瘤。

二十六、骨肉瘤

【病因】

来源于成骨组织的恶性肿瘤,发病与放射线照射、创伤和一些化学物刺激有关。

【诊断与鉴别诊断】

1. 多见于儿童及青年人,男性较女性为多,部分患者有明确的创伤或放疗史。

2. 下颌骨较上颌骨多见,也可发生于其他颌面部骨。

3. 早期即发生患部间歇性麻木和疼痛,很快转变为持续性剧烈疼痛,并伴有反射性疼痛。

4. 局部表现为颌骨膨隆肿块、面部畸形,牙齿松动或移位,表面皮肤温度升高,可见静脉怒张,呈暗红色。后期可发生病理性骨折。

5. 易经血液循环发生远处转移,最常见是肺、脑与骨。偶可见区域淋巴结转移。

6. 血清碱性磷酸酶多数升高。

7. X线检查可显示为3类型,即不规则的骨质溶解破坏(溶骨型);骨皮质破坏,替以排列呈丝状的增生骨质,犹如日光放射(成骨型);兼有以上溶骨和成骨的表现(混合型)。

8. 应与颌骨骨髓炎和原发性颌骨内癌鉴别,最终确诊需结合组织病理学检查。

【治疗原则及方案】

1. 手术治疗　为首选治疗方法。因侵袭性强,极易复发,手术应广泛切除,尽可能达到各手术切缘阴性,完整切除肿瘤。

2. 放射治疗　不敏感,可用于术后辅助治疗。质子重离子放疗有一定疗效,可作为辅助治疗。

3. 化学治疗　用于较大肿瘤者的术前、术后辅助治疗或发生远处转移者。一线化疗方案为AP方案(顺铂＋阿霉素)、MAP方案(氨甲蝶呤＋顺铂＋阿霉素)。

4. 随访和术后功能康复治疗　原则同纤维肉瘤。

二十七、软骨肉瘤

【病因】

来源于骨膜或残留胚胎细胞,也可由软骨瘤恶变发展而来。

【诊断与鉴别诊断】

1. 可发生于任何年龄,多见于青少年。

2. 好发于上颌骨前部、下颌骨磨牙区、颞下窝及颞下颌关节区。

3. 表现为生长较慢的肿块或颌骨局部膨隆。

4. 早期无疼痛,逐渐发生间断性或持续性的钝性疼痛。

5. 极少发生区域淋巴结或远处转移。

6. X 线表现为病变区密度减低或透明假囊肿样破坏,其间可见斑点状密度增高或棉絮状致密骨化阴影。

7. 应与成釉细胞瘤(癌)和骨纤维肉瘤相鉴别,最后诊断应依靠病理学检查。

【治疗原则及方案】

同前骨肉瘤。

二十八、尤文肉瘤

【病因】

来源于骨髓内未分化网状细胞的高度恶性肿瘤。

【诊断与鉴别诊断】

1. 多见于青少年,男性发病较女性高,下颌骨较上颌骨多见。

2. 表现为颌骨局部膨隆,生长较快。早期质硬,边界清楚,继穿破骨皮质后可伴溃疡及出血。

3. 常有自发性剧痛,体温升高。

4. 较易发生远处转移,常见转移部位为是肺、肝和其他骨骼。

5. X 线或 CT 检查表现为溶骨性破坏,边缘模糊,病变周缘可见新骨增生,部分呈放射状骨针,病变周缘多伴有多层葱皮样骨膜反应。

6. 应与骨肉瘤和颌骨骨髓炎相鉴别,最后诊断应依靠病理学检查。

【治疗原则及方案】

同骨肉瘤。

二十九、骨恶性纤维组织细胞瘤

【病因】

来源于骨纤维组织细胞或间叶细胞。具体病因尚不清楚,可能与外伤、炎症、手术及放疗史有关。

【诊断与鉴别诊断】

1. 多见于中年人,男性较女性多见。

2. 好发于上下颌骨,疼痛明显。

3. 局部表现为颌骨膨隆、面部畸形,牙齿松动或移位,可伴有表面皮肤温度升高,血管扩张。

4. 肿物扪之质硬,有压痛。

5. 易发生区域淋巴结转移,也可发生远处转移。

6. X线或CT检查表现为不规则低密度溶骨性破坏,边界不清,极少有反应性增生而出现致密度变化。

7. 注意与骨肉瘤、中央性颌骨癌和骨巨细胞瘤相鉴别,最终确诊需结合组织病理学检查。

【治疗原则及方案】

1. 手术治疗　广泛的手术切除为主要治疗方法。有淋巴结转移者应同期行根治性颈淋巴结清扫术。

2. 放射治疗　不敏感,可用于术后辅助治疗。

3. 化学治疗　用于术前、术后辅助治疗或发生远处转移者。常用药物为氨甲蝶呤、顺铂和阿霉素等,一般行联合用药。

4. 随访和术后功能康复治疗　原则同纤维肉瘤。

三十、恶性淋巴瘤

【病因】

来源于淋巴系统（淋巴结或结外淋巴组织）的恶性肿瘤。目前具体病因不清，可能与以下多种因素有关：免疫功能紊乱、电力辐射、化学物质刺激、遗传及病毒感染等，如 EB 病毒和人类嗜 T 细胞病毒。

【诊断与鉴别诊断】

1. 多发于儿童和青壮年，近年来中、老年人发病逐渐增加。

2. 可发生于淋巴结（称结内型），也可发生于淋巴结外（称结外型）。

3. 结内型常表现为多发性淋巴结肿大，好发生于颈部、腋下和腹股沟等处。早期表现为大小不等的淋巴结肿大，中等硬度、活动、无压痛。后期逐渐增大后互相融合成团，发生粘连固定。

4. 结外型早期常为单发病灶，好发于腭、牙龈、舌根、腭扁桃体、颊部、颌骨、上颌窦及鼻咽部等处，多表现为溃烂、坏死、炎症及肿块等多样性。后期肿瘤生长可引起侵犯不同部位的相应症状，如鼻阻塞、咀嚼困难、吞咽受阻、面颈肿大及疼痛等。

5. 发生于口腔及面部中线部位的结外型，症状以溃疡和坏死为主，常破坏腭骨后造成口鼻穿孔，伴有特殊臭味，称为外周性中线 NK/T 细胞淋巴瘤。

6. 后期常伴有全身症状，如发热，贫血、乏力、肝脾肿大等。

7. 血常规检查常可见白细胞总数、血小板和血红蛋白下降，分类淋巴比例增高，血沉增快。

8. 骨髓穿刺检查常可见瘤细胞。

9. CT 或超声检查以明确腹膜后淋巴结有无肿大及侵犯，以确定临床分期。恶性淋巴瘤临床分期标准见附录八。

10. 注意与慢性淋巴结炎、淋巴结结核、淋巴结反应性增生和颈部转移癌相鉴别。最后诊断依靠病理学检查。恶性淋巴瘤在传统病理学上分为两类,即非霍奇金淋巴瘤和霍奇金淋巴瘤,也可按肿瘤细胞来源分为 B 细胞、T 细胞和 NK/T 细胞淋巴瘤。

【治疗原则及方案】

1. 手术治疗 一般用于诊断性的手术切除,不为常规治疗方法。

2. 放射治疗 霍奇金淋巴瘤以放射治疗为主,放射治疗也用于非霍奇金淋巴瘤的辅助治疗。

3. 化学治疗 非霍奇金淋巴瘤容易全身播散,因而以化学药物治疗为主,化疗也用于霍奇金淋巴瘤的辅助治疗。目前霍奇金淋巴瘤化疗一线方案是 ABVD 方案（阿霉素＋博莱霉素＋长春新碱＋氮烯咪胺）,非霍奇金淋巴瘤化疗一线方案为 CHOP 方案（环磷酰胺＋阿霉素＋长春新碱＋泼尼松）或 R-CHOP 方案（利妥昔单抗＋环磷酰胺＋阿霉素＋长春新碱＋泼尼松）。

4. 生物及免疫治疗 在恶性淋巴瘤治疗中已显示出越来越重要的作用,常用药物有吉西他滨、长春瑞滨和利妥昔单抗。

5. 综合序列治疗或 MDT 对恶性淋巴瘤治疗一般是根据病理类型、病变部位和临床分期等综合使用放射治疗、化学治疗等多种方法的有序结合治疗。

6. 随访 由于恶性淋巴瘤全身病情表现复杂,可与血液科和肿瘤科等进行多学科联合随访。

三十一、浆细胞肉瘤

【病因】

来源于骨髓内浆细胞,也称骨髓瘤。病因尚不清楚,可能的致病因素有电离辐射、长期慢性抗原刺激、病毒感染等。

【诊断与鉴别诊断】

1. 多见于中年人和老年人,男性发病高于女性。

2. 绝大多数为多发性（也称多发性骨髓瘤）,好发于胸骨、椎骨、肋骨、盆骨、颅骨及颌骨等扁骨。极少为单发性,常见单发于下颌骨。

3. 局部表现为肿块,剧烈疼痛为主要症状,常也是首发症状,疼痛初为间歇性,继为持续性,休息时可以缓解,活动后常加剧。

4. 可伴有低热、进行性贫血及恶病质。

5. 血常规检查见红细胞、血红蛋白和血小板减少,血浆蛋白增加,白蛋白和球蛋白比例倒置;尿液检查在尿中可出现特殊的凝溶蛋白(即本-周蛋白阳性)。

6. X线表现为受累骨中呈多个大小不等的圆形或椭圆形溶骨性凿孔样缺损,边缘清晰,周围无骨膜反应。

7. 注意与成釉细胞瘤、牙源性角化囊肿、牙源性颌骨囊肿、颌骨中心性血管瘤、中央性颌骨癌和颌骨转移癌相鉴别。

8. 骨髓穿刺涂片发现肿瘤性浆细胞即可确诊。

【治疗原则及方案】

1. 手术治疗 手术切除一般用于病变较为局限的单发性浆细胞肉瘤。

2. 放射治疗 一般用于较为局限的病变,或作为手术治疗后、化疗后的辅助治疗。

3. 化学治疗 为主要的治疗方法,特别对于多发性患者,常用药物有环磷酰胺、长春新碱和肾上腺皮质激素等,一般采用2~3种药物的联合化疗。

4. 综合治疗 一般应选用以上2种以上的方法联合治疗,同时结合中医中药治疗。

5. 随访 由于浆细胞肉瘤也好发于全身其他骨组织,可与肿瘤科和骨科等多学科联合随访。

三十二、朗格汉斯细胞组织细胞增生症

【病因】

起源于组织中的朗格汉斯细胞,目前病因不清。

【诊断与鉴别诊断】

1. 朗格汉斯细胞组织细胞增生症包含嗜酸性肉芽肿、勒-雪病和汉-许-克病3类,其中嗜酸性肉芽肿最常见,约占95%,汉-许-克病最少。

2. 嗜酸性肉芽肿多见于儿童及青年人,勒-雪病多见于2岁以下,汉-许-克病多见于2~4岁。

3. 朗格汉斯细胞组织细胞增生症为全身性疾病,一般多因口腔颌面部肿块而就诊。

4. 嗜酸性肉芽肿发病较慢,主要侵犯骨骼,如颅骨、肋骨及下颌骨等。局部出现肿胀和疼痛。

5. 勒-雪病进展最快,局部表现为肿块或急性炎症样变,可有皮疹和皮下出血。

6. 汉-许-克病发病较缓,多表现为颌骨肿块而就诊。

7. 勒-雪病和汉-许-克病常伴低热、贫血、肝脾肿大、烦渴、多尿。

8. 嗜酸性肉芽肿可见血中嗜酸性粒细胞增多。

9. X线检查显示为局限性骨质破坏,呈圆形或卵圆形,边缘清楚,无死骨形成。

10. 注意与牙源性角化囊肿、颌骨中心性血管瘤、骨成釉细胞纤维瘤和恶性纤维组织细胞瘤等骨肿瘤相鉴别。

【治疗原则及方案】

1. 手术治疗 对骨的局限性病变可行手术刮除。

2. 放射治疗 对不宜行手术刮除的骨局限性病变可行放疗。

3. 化学治疗 常用的药物有长春花碱、长春新碱、环磷酰胺、氨甲蝶呤及激素药物。

4. 随访 由于朗格汉斯细胞组织细胞增生症好发于儿童以及全身其他组织,可与肿瘤科和儿科等进行多学科联合随访。

三十三、恶性黑色素瘤

【病因】

来源于成黑色素细胞的高度恶性肿瘤,常由口腔黏膜黑斑、皮肤交界痣或复合痣中的交界痣部分恶变而来。发病与紫外线照射、慢性损伤、不良刺激和不恰当的处理有关。

【诊断与鉴别诊断】

1. 多见于 40 岁以上,男性发病高于女性。

2. 绝大多数早期表现为面部皮肤痣或口腔黏膜黑斑。

3. 面部恶性黑色素瘤常有局部瘙痒或灼热或疼痛,可表现为痣迅速长大、色泽加深、表面常发生破溃出血,以及痣周围皮肤出现卫星小点或放射状黑线或黑色素环,相应引流的区域淋巴结肿大。

4. 发生于口腔黏膜者,多见于牙龈、腭及颊部。表现为蓝黑色呈扁平结节状或乳突状的肿块,扪之质软,表面可有溃疡。继之浸润颌骨导致颌骨破坏,牙松动等症状。

5. 常发生广泛转移,区域性淋巴结转移高达 70%,经血液循环可转移至肺、肝、骨、脑等器官,其远处转移率高达 40%。

6. 注意与鳞癌、恶性淋巴瘤和肉瘤相鉴别。极少数恶性黑色素瘤也可不呈黑色,称为无色素性恶性黑色素瘤,极易误诊。

7. 对高度可疑为恶性黑色素瘤者禁忌行部分组织切取活检,应在液氮冷冻原发灶同时切取组织送病理检查,以防肿瘤扩散或转移,并争取一期完成治疗。病变局限的应一次完整切除后送病理检查。

8. 恶性黑色素瘤 TNM 分期标准见附录九。

【治疗原则及方案】

1. 手术治疗 手术原则是行广泛彻底切除并获取阴性切缘。肿瘤厚度超过 2mm 者,应行选择性颈淋巴结清扫术。有颈淋巴结转移者,应行根治性颈淋巴结清扫术。位于中线附近的肿瘤,酌情考虑同期或分次双侧颈淋巴结清扫术。有条件可于术中行前哨淋巴结活检以确定行颈淋巴结清扫术术式。

2. 药物治疗 对化学药物多不敏感,主要用于有远处转移者或辅助治疗。一线治疗方案为达卡巴嗪(DTIC)单药,或联合顺铂或联合福莫斯汀。有脑转移者应选用替莫唑胺(TMZ)单药,或联合顺铂或联合福莫斯汀;二线治疗方案为紫杉醇联合卡铂方案。

3. 冷冻治疗 因色素细胞对低温十分敏感,原发灶可首选冷冻治疗。

4. 免疫治疗或靶向治疗 常用药物有干扰素、卡介苗、白细胞介素 -2,对肿瘤负荷小或寡转移者可用免疫检测点 PD-1 抑制剂单药治疗。对转移 / 复发者,推荐行针对突变基因或抗血管生成的靶向治疗。基因靶向治疗前需先行全基因组测序,根据筛选出的基因突变结果选用伊马替尼(KIT 抑制剂)、CDK4 抑制剂或 BRAF 抑制剂。抗血管生成靶向治疗一般与化疗或 PD-1 抑制剂联合应用,与化疗联合的推荐方案为:恩度 + 达卡巴嗪 + 顺铂,与 PD-1 抑制剂联合的推荐方案为:阿昔替尼 + 特瑞普利单抗。

5. 综合序列治疗或 MDT 综合治疗一般采用原发灶冷冻(或手术切除)、颈淋巴结清扫术,配合化疗、免疫治疗及靶向治疗。对已有远处转移者,一般只能行化疗、免疫治疗及靶向治疗。

6. 随访 原则同纤维肉瘤。

(杨 凯)

第三章

口腔颌面部损伤

第一节　口腔颌面部软组织损伤

一、擦伤

【病因】

因皮肤或黏膜与粗糙物体摩擦造成的表层损伤或破损。

【诊断与鉴别诊断】

1. 有皮肤或黏膜与粗糙物摩擦外伤史。

2. 多见于颌面部突出部位,如颧、鼻、额、耳及颏等处,可与挫伤同时发生。

3. 皮肤或黏膜表层有破损,创面常呈不规则形状,可见少许渗血或渗液,常伴有泥沙等微小污物残留。

4. 破损皮肤或黏膜因感觉神经末梢暴露,疼痛明显,常伴烧灼感。

【治疗原则及方案】

1. 清创治疗　使用生理盐水或 1.5% 过氧化氢液清洗创面,去除创面附着的污物,暴露创面,保持干燥,待其自行愈合。如真皮层暴露,创面可覆盖凡士林油纱。如创面感染,则予 10% 高渗盐水等湿敷创面,待感染控制后再暴露创面。

2. 药物治疗　如创面感染,可给予抗生素,同时行细菌培养和药物敏感试验。

二、挫伤

【病因】

由钝物打击组织导致的皮下及深部组织闭合性损伤。

【诊断与鉴别诊断】

1. 有钝器打击或硬物撞击史。

2. 局部皮肤可有瘀斑、肿胀和疼痛,表面皮肤完整。

3. 组织疏松部位,如眼睑和颊部多以肿胀为主,疼痛较轻;而组织致密部位如额部则疼痛明显,肿胀较轻。

4. 若伤及颞下颌关节、眼、牙等器官时可导致相应症状。如伤及颞下颌关节可有关节区疼痛,张口受限或错𬌗,应注意与髁突囊内骨折相鉴别;伤及眼球可出现视力障碍;伤及切牙可出现牙及牙槽突创伤的相关症状等,应注意与牙折相鉴别。

5. X线检查如发现颌骨有骨皮质不连续则表明有骨折;超声检查如发现深部组织有无回声的液性暗区则表明有血肿形成。

【治疗原则及方案】

1. 保守治疗　轻微的挫伤可不做特殊治疗。

2. 物理治疗　早期 24 小时以内以局部冷敷和加压包扎为主,后期以热敷理疗为主。

3. 手术治疗　如组织内形成较大血肿,可在无菌状态下行穿刺抽出未凝固血液后加压包扎。若血肿感染或位于口底或颈部压迫呼吸道,则可手术切开引流,清除脓液或腐败的血凝块以防止窒息。

4. 药物治疗　可使用抗生素预防或治疗感染。

5. 其他治疗　对颞下颌关节挫伤可采用关节减压,即两侧磨牙间垫高并加颅颌弹性绷带,使关节减压,减轻疼痛。

三、切割伤

【病因】

由刀或玻璃等锐器切割组织导致的开放性损伤。

【诊断与鉴别诊断】

1. 有刀或利刃器械致伤物外伤史。

2. 创缘整齐,创口污染一般较轻。

3. 创口深浅不一,若伤及眼、鼻、耳、舌、颊、唇、腭、腮腺及面神经等口腔颌面部重要器官,导致相应症状。若伤及知名血管导致大出血;伤及面神经造成面瘫;伤及唾液腺腺体和导管导致涎瘘等。

4. X线检查如发现颌骨有骨皮质不连续则表明有骨折,如发现有异常高密度影则表明有石头或金属等异物;超声检查如发现有无血流信号的异常强回声影像则表明可能有异物滞留。

5. 注意鉴别有无多种类型损伤的同时存在和异物滞留。

【治疗原则及方案】

1. 清创缝合　首先有效止血、彻底清创。注意检查取出创口内异物。伤后48小时内清创后可初期缝合,超过48小时者或创口严重污染者则作较松的缝合加引流。创口过小者可不缝合。腮腺、面神经、舌、唇等口腔颌面部重要器官损伤时,清创缝合应遵循以下原则:腮腺腺体损伤时应缝扎腺体,术后加压包扎2周;腮腺导管断裂时,应尽可能行导管吻合术,不能吻合者行导管改道或结扎;面神经断裂时,尽可能找到断端行神经吻合术。舌部损伤缝合应尽量保持舌的长度,并使舌尖保持正中位置。唇部损伤应精确对位缝合唇红缘,对位缝合口轮匝肌。眉睑部损伤清创时尽可能勿修剪眉毛;睑部直线裂口缝合时可行附加切口作Z形缝合,避免直线瘢痕致睑外翻。

2. 药物治疗 24 小时内肌内注射破伤风抗毒素或免疫球蛋白。如创口有污染或感染者,应给予抗生素。对感染者应行细菌培养和药物敏感试验。

四、刺伤

【病因】

由尖锐物刺入组织造成的开放性损伤。

【诊断与鉴别诊断】

1. 有明确的尖锐物体外伤史。

2. 创口细小,伤道常窄而深,多呈盲管状。

3. 伤道可与口、鼻及鼻窦相通形成贯通伤,有时伤道达颅底。

4. 根据不同的损伤部位可导致眼、鼻、耳、舌、颊、唇、腭、腮腺及面神经等口腔颌面部重要器官的损伤,导致相应症状。

5. 有时有刺入物折断存留体内。

6. 如继发感染可出现红、肿、热、痛,严重者可有脓肿形成。

7. X 线检查如发现颌骨有骨皮质不连续则表明有骨折,如发现有异常高密度影则表明有石头或金属等异物;超声检查如发现有无血流信号的异常强回声影像则表明可能有异物滞留。

8. 要注意鉴别有无多种类型损伤的同时存在和异物滞留。

【治疗原则及方案】

1. 清创缝合 原则同切割伤。

2. 药物治疗 原则同切割伤。

3. 手术治疗　若有刺入物折断存留体内,应手术取出。

五、撕裂伤和撕脱伤

【病因】

由较大机械力作用于组织导致组织撕裂或撕脱的开放性损伤。

【诊断与鉴别诊断】

1. 有强大暴力外伤史。

2. 撕裂伤或撕脱伤症状一般均较重,大面积撕裂伤时出血多,疼痛剧烈,易发生失血性休克或创伤性休克。

3. 创缘一般不整齐,常有骨面裸露,多有污染,易致感染。

4. 常伴有挫伤,导致软组织高度水肿,深部常可并发发绀色坏死组织。

5. 撕脱伤常伴有组织缺损。皮肤撕脱时常伴肌肉、颌骨、血管、神经等损伤。

6. 根据不同的损伤部位还可导致眼、鼻、耳、舌、颊、唇、腭、腮腺及面神经等口腔颌面部重要器官的损伤,导致相应症状。

7. X 线检查如发现颌骨有骨皮质不连续则表明有骨折,如发现有异常高密度影则表明有石头或金属等异物;超声检查如发现有无血流信号的异常强回声影像则表明可能有异物滞留。

8. 要注意鉴别有无多种类型损伤的同时存在。

【治疗原则及方案】

1. 清创缝合　尽早清创,注意留存组织。一般清创缝合原则同切割伤。撕裂伤缝合时需注意深部不能留有空腔。撕脱伤时对撕脱组织清洗干净后,有蒂时立即复位缝合。完全撕脱时,应立即行血管吻合再植术。如无血管可供吻合,伤后 6 小时内,可将撕脱皮肤制备成全厚或中厚皮片再植。如超过 6 小时,撕脱皮肤不能再用,在控制感染的基础上,尽早游离植皮,消灭创面。

2. 全身治疗　严重撕裂伤或撕脱伤因剧烈疼痛和失血易发生休克,应注意抗休克治疗。

3. 药物治疗　原则同切割伤。

六、咬伤

【病因】

常由动物对人撕咬所导致,偶见人咬伤所致。

【诊断与鉴别诊断】

1. 有明确的被动物或人咬伤史。

2. 症状与前撕裂(脱)伤相似,常有颌面部大块组织的撕脱和组织缺损,尤其是在突起的部位,如鼻、耳、唇部等。

3. 创缘多不整齐,可见动物或人的牙咬痕。

4. 创口多有污染,易感染。

5. 根据不同的损伤部位还可导致眼、鼻、耳、舌、颊、唇、腭、腮腺及面神经等口腔颌面部重要器官的损伤,导致相应症状,应注意鉴别。

【治疗原则及方案】

1. 清创缝合　使用3%过氧化氢液及大量生理盐水反复冲洗创面,清创后将卷缩、移位的组织复位、缝合。如有组织缺损时,小的缺损可用邻近皮瓣修复,而大范围缺损可先作游离植皮,修复创面,后行二期整复。若伤及腮腺、面神经、舌、唇等口腔颌面部重要器官时,清创缝合原则同切割伤。

2. 药物治疗　明确致伤动物类型,若为狗咬伤或无法明确致伤动物类型时应注射抗狂犬病疫苗。余同切割伤。

七、蜇伤

【病因】

由蜂类、蝎子等毒刺蜇刺组织造成的损伤。

【诊断与鉴别诊断】

1. 有被蜂类、蝎子等毒刺蜇刺伤史。
2. 损伤局部常红肿明显。
3. 损伤局部多有剧烈疼痛。
4. 常有刺入组织的毒刺存留体内。
5. 如继发感染可出现红、肿、热、痛,严重者可有脓肿形成。

【治疗原则及方案】

1. 手术治疗　若有毒刺存留,应手术取出。
2. 药物治疗　用 5%~10% 氨水涂抹患处中和毒素。蜇伤周围组织局部注射局麻药物环形封闭。可预防性使用抗生素预防感染,止痛药对症止痛。

第二节　牙和牙槽突损伤

一、牙震荡

【病因】

因碰撞、打击、咀嚼等产生的外力作用于牙齿,导致局限于牙支持组织的轻度损伤。

【诊断与鉴别诊断】

1. 有牙外力作用史。

2. 患牙有明显不适。

3. 咬合关系无任何改变。

4. 牙髓活力测试有反应。

5. X 线片显示牙根完整、牙周膜间隙等均正常,无明显异常影像,此点可与牙脱位和牙折相鉴别。

【治疗原则及方案】

保守治疗 不需要特别处理。在伤后 2 周内,医嘱进食软质食物,避免太热或太冷的食物。

二、牙脱位

【病因】

因碰撞、打击、咀嚼等产生的外力作用于牙齿,导致牙向殆方或根方自牙槽窝内脱出或嵌入。

【诊断与鉴别诊断】

1. 有牙外伤史。

2. 可分为完全脱位和部分脱位。部分脱位又包括牙亚脱位、牙部分脱出、牙侧方移位和牙嵌入。

3. 牙亚脱位时可见受伤牙牙龈沟渗血,牙有水平方向松动,叩痛,牙位置和咬合关系无改变。

4. 牙部分脱出时可见牙冠伸长,切缘或牙殆面高于正常,牙在水平和垂直方向均有明显松动。

5. 牙侧方移位时可见受伤牙向牙槽窝的唇侧或腭侧移位,触诊根尖处可扪及牙根移位导致的牙槽窝隆起。牙无松动,叩诊可闻高音调金属音。

6. 牙嵌入时可见牙冠变短,切缘或牙殆面低于正常,牙无松动。

7. X线片显示牙根完整,牙部分脱出时牙周膜间隙增宽,嵌入性脱位时牙周膜间隙消失,牙侧方移位时患牙脱离原牙槽窝内位置,完全脱位时牙槽窝内空虚,牙缺失。以上影像可与牙震荡和牙折相鉴别。

【治疗原则及方案】

1. 复位固定 尽早准确复位、固定患牙,尽量保存患牙。固定患牙时间为 2~4 周。

2. 调殆治疗 调殆降低患牙咬合。

3. 再植治疗 牙完全脱位时,如牙离体时间不长,牙槽骨无明显吸收者,应尽可能行脱位牙再植术,30 分钟内行再植效果最佳,如脱位牙离体 2 小时以上,应在体外完成根管治疗后再植入。

4. 牙髓治疗 定期复查,注意观察牙髓活力,如出现牙髓坏死,牙根发育完成者应行根管治疗;牙根未发育完成者应行根尖诱导治疗。应与牙体牙髓专科医师联合处理。

5. 药物治疗 可适当给予广谱抗菌药物及止痛药物。

三、牙折

【病因】

因碰撞、打击、咀嚼等产生的粗暴外力作用于牙齿,导致牙体硬组织折裂。

【诊断与鉴别诊断】

1. 有牙外伤史。

2. 可分冠折、根折和冠根联合折。

3. 牙冠折者可见牙冠缺损或牙冠有折裂线,可有或无髓腔暴露。无牙冠缺损的牙体纵折应仔细用探针或局部涂布碘酊确诊。

4. 牙根折断者患牙多有明显松动,咬合痛和叩痛。

5. 冠折露髓和根折患牙可有冷热刺激痛。

6. X线片可见患牙牙体硬组织有缺损,牙折裂线表现为不整齐的细线条状密度减低的影像,有时断端之间可微有错位。此点可与牙震荡和牙脱位相鉴别。

【治疗原则及方案】

1. 调𬌗治疗　调𬌗降低患牙咬合。

2. 保守治疗　根尖1/3折断时,可任其愈合。

3. 修复治疗　冠折未露髓时,可直接行树脂修复治疗或调磨锐利边缘后脱敏。应与口腔修复和口腔内科医师联合处理。

4. 牙髓治疗　冠折露髓时,应行牙髓治疗后即期或择期行牙体修复;根中1/3折断时,应在弹性固定患牙2~3个月后复查牙髓活力,如出现牙髓坏死,应行牙髓治疗。应与牙体牙髓专科医师联合处理。

5. 拔牙治疗　近冠1/3根折时,若残留牙根长度和强度不足以支持桩冠修复需拔除患牙;冠根联合折断时,需拔除患牙。

6. 药物治疗　同牙脱位。

四、牙槽突骨折

【病因】

外力直接作用于牙槽突所致。

【诊断与鉴别诊断】

1. 有颌面外伤致牙槽突直接或间接受到外力作用病史。

2. 多发生于前牙区。

3. 骨折多呈线性,累及两个牙位以上的牙槽骨。有时也可为粉碎性骨折。

4. 骨折区摇动一个牙时,邻近牙及该区牙槽骨板可随之活动,而其他牙不动。

5. 常有骨折段错位,错位时可触及黏膜下骨台阶感及致咬合关系紊乱。

6. 骨折区可伴有牙龈撕裂、出血或肿胀。

7. X 线片表现为不规则、不整齐的密度减低的线条状影。

8. 注意鉴别有时牙槽突骨折可与牙损伤及颌骨骨折同时发生。

【治疗原则及方案】

1. 复位固定 尽早复位、固定,恢复原有咬合关系。一般手法复位错位的牙槽突后用牙弓夹板、金属丝和正畸托槽方丝弓等行固定,牙弓夹板等固定物的放置均应跨过骨折线至少 3 个牙位。如手法复位不佳时,可配合上下颌间牵引复位固定,固定时间一般为 3 周。

2. 清创缝合 若伴有牙龈撕裂时,应同时缝合撕裂的牙龈。

3. 药物治疗 可给予止痛药物对症止痛,给予抗菌药物预防感染。若明确有感染时应行细菌培养和药物敏感试验指导用药。

4. 其他治疗 若同时伴有牙外伤,按牙外伤治疗原则处理。

第三节　颌面部骨折

一、下颌骨骨折

【病因】

多由交通事故、工伤、跌打损伤及运动损伤,少部分由医源性(如阻生牙劈冠)损伤外力作用于颌骨所致。

【诊断与鉴别诊断】

1. 有下颌骨受外力作用史。

2. 骨折好发于下颌骨体部、下颌角、髁突颈部及正中联合部。可单发、多发或粉碎性。

3. 骨折处常可见牙龈撕裂,血肿及水肿等。

4. 大多数情况有张口受限、张闭口运动异常、疼痛等,当下牙槽神经损伤时还可导致下唇麻木。

5. 一般可见有不同程度的咬合关系紊乱,如早接触、开𬌗、反𬌗及锁𬌗等。

6. 骨折段易发生移位,移位时还可有骨擦音或可扪及台阶感,同时可伴有骨折段异常动度。

7. 双侧的正中联合部或颏孔区骨折时易导致舌后坠,呼吸困难甚至窒息。

8. 下颌骨骨折合并颈椎损伤时,颈部及四肢可有运动及感觉障碍,应注意鉴别。

9. 髁突颈部骨折时,可伴外耳道损伤或颅中窝骨折,可见外耳道出血或脑脊液耳漏,应注意鉴别。

10. X 线片可显示下颌骨有骨折线,表现为贯穿骨密质与骨松质的透光线,呈线状或锯齿状。粉碎性骨折时还可见到有游离碎骨片等。CT 三维重建或 CBCT 能更加清楚显示下颌骨骨折及判断骨折段移位情况。

【治疗原则及方案】

1. 全身治疗 合并有颅脑、颈椎、重要脏器或肢体严重损伤时,或全身情况不佳时,首先应多学科会诊抢救生命,保证全身情况稳定。

2. 保守治疗 采用非手术的方式行下颌骨骨折复位固定以恢复原有咬合关系,一般仅适用于以下情况:无明显移位的单线骨折、关节囊内骨折、无明显移位的髁突骨折、闭合性移位不明显的无牙颌骨折。通过手法或牵引复位后行颌间固定或单颌固定或颅颌固定,无牙颌骨折一般利用原义齿恢复咬合关系,外加颅颌绷带或颌间固定。儿童骨折时,因咬合关系可自行调整,也多采用保守治疗。

3. **手术治疗** 对于用保守治疗难以复位、难以固定、难以恢复原有咬合关系的患者,应采用手术切开的方式行解剖复位后再行内固定,以恢复原有咬合关系为复位标准。对于多发性和粉碎性等复杂骨折可采用三维重建(3D)技术、手术导航等计算机辅助外科(CAS)技术则可达到更加精准的复位固定。对有较大骨缺损或缺失的患者可行自体骨移植修复,或视情况行牵张成骨修复骨缺损。对儿童的严重开放性创伤、骨折移位大或不合作的患儿,也可手术复位固定,但应注意避免损伤恒牙胚。

4. **拔牙治疗** 骨折线上的牙应尽量保留,但若松动明显或牙体本身有疾病易成为术后感染灶者应拔除。

5. **药物治疗** 可适当给予止血药物,糖皮质激素消肿,抗生素预防感染。对感染者应行细菌培养和药物敏感试验。

6. **营养治疗** 颌间固定后常伴进食困难,可进行营养支持治疗。

7. **康复治疗** 拆除颌间固定后应逐步行张口练习,早期行功能训练。

二、上颌骨骨折

【病因】

同下颌骨骨折。

【诊断与鉴别诊断】

1. 有上颌骨受外力作用史。

2. 骨折可以是单侧,也可以是双侧。

3. 有局部疼痛、肿胀、出血或血肿。

4. 常伴有不同程度的咬合关系紊乱(如早接触、开𬌗、反𬌗及锁𬌗等),张口受限及张闭口运动异常。

5. 骨折段易发生移位,移位可导致面中部凹陷或面中部拉长。

6. 骨折段可有异常动度,如摇动上前牙,上颌骨可随之移动。

7. 当眶下神经损伤时,可有眶下区皮肤麻木。

8. 可伴有眶内及眶周组织内出血,导致眶周眼镜征,伴有眼球移位时可有复视。

9. 上颌骨骨折易合并颅脑损伤和邻近鼻骨、颧骨等骨折,颅脑损伤时患者多有昏迷、恶心、呕吐等颅脑外伤症状;合并颅底骨折时可导致脑脊液漏。

10. 合并颅脑损伤或眼球创伤均可出现瞳孔散大或视力障碍,此时应注意鉴别。

11. X 线片可显示上颌骨有骨折线,表现为贯穿骨密质与骨松质的透光线,呈线状或锯齿状。粉碎性骨折时还可见到有游离碎骨片等。CT 三维重建或 CBCT 或 3D 技术能更加清楚显示上颌骨骨折类型、判断骨折段移位情况。

12. 典型的上颌骨骨折分为 LeFort Ⅰ 型、LeFort Ⅱ 型和 LeFort Ⅲ 型三种类型,或三型表现互有交叉,有时也可见不规则形、纵形或粉碎性骨折,应注意鉴别。

【治疗原则及方案】

1. 全身治疗 原则同下颌骨骨折。

2. 局部治疗 保持口腔和伤口清洁。LeFort Ⅲ 型上颌骨折常可合并颅底骨折导致脑脊液漏,应严禁填塞,局部及全身使用抗生素预防颅内感染。

3. 保守治疗 以恢复原有咬合关系为标准,原则和方法同前面下颌骨骨折。

4. 手术治疗 原则和方法同前面下颌骨骨折。还需注意上颌骨骨折导致面中部凹陷等畸形时,不仅要恢复咬合关系,还应恢复面部外形,即宽度、高度和突度。建议辅助 3D 打印、手术导航等数字化外科技术,对多发性、粉碎性骨折可更加精准复位。

5. 拔牙治疗 原则同下颌骨骨折。

6. 药物治疗 原则同下颌骨骨折。

7. 营养治疗 原则同下颌骨骨折。

8. 康复治疗 原则同下颌骨骨折。

三、颧骨及颧弓骨折

【病因】

颧骨和颧弓是面部比较突出的部位,易受外力撞击而发生骨折。

【诊断与鉴别诊断】

1. 有颧面部外伤史。

2. 一般可分为颧骨骨折、颧弓骨折、颧骨颧弓联合骨折及颧、上颌骨骨折。

3. 骨折局部压痛明显。

4. 多有颧面部塌陷畸形,但在损伤初期可因软组织肿胀塌陷不明显,待肿胀消退后才出现。

5. 骨折块易发生移位,移位时骨折处可扪及台阶感;移位的骨折块还可阻挡喙突或压迫颞肌和咬肌导致不同程度的张口受限。

6. 颧骨骨折移位明显时,可引起骨性眶腔和眶内容物体积比例失调,导致眼球移位而发生复视。

7. 骨折累及损伤眶下神经时可导致眶下区皮肤麻木;累及损伤面神经颧支时可导致眼睑闭合不全。

8. 颧骨骨折累及眶壁时易导致眶周、眼睑和结膜下出血形成瘀斑;累及上颌窦前壁时易导致鼻出血。

9. X线检查显示颧骨颧弓骨折线,表现为贯穿骨密质与骨松质的透光线,呈线状或锯齿状。粉碎性骨折时还可见到有游离碎骨片等。CT三维重建、CBCT及3D技术等能更加清楚显示骨折段移位情况,鉴别骨折类型。

【治疗原则及方案】

1. 全身治疗　原则同下颌骨骨折。

2. 保守治疗　骨折移位不明显,面部无明显畸形,无张口受限或复视等功能障碍者,可保守治疗。

3. 手术治疗　面部塌陷畸形、张口受限、复视者均应行手术切开复位坚强内固定手术治疗,以恢复张口度、纠正塌陷畸形或复视作为标准。颧骨颧弓联合骨折时,应先行颧骨复位固定后再固定颧弓。采用 3D 技术或手术导航等计算机辅助外科技术则可更加精准复位,减少术后并发症。

4. 药物治疗　原则同下颌骨骨折。

5. 康复治疗　原则同下颌骨骨折。

四、鼻骨骨折

【病因】

由跌打或暴力作用于鼻骨所致,可单独发生,也可和其他颌面骨骨折同时发生。

【诊断与鉴别诊断】

1. 有鼻部外伤史。

2. 骨折段常发生移位导致外鼻有歪斜或塌陷畸形,但明显肿胀时可被掩盖。

3. 骨折断端移位明显时可扪及台阶感或骨摩擦感,压痛明显。

4. 常伴鼻腔黏膜撕裂而发生鼻出血。

5. 骨折可因骨折段移位、鼻黏膜水肿、鼻中隔血肿等原因出现鼻通气障碍。

6. 鼻根部或眼睑内侧可有肿胀、淤血瘀斑。

7. 合并颅底颅前窝骨折时可发生脑脊液鼻漏。

8. 鼻内镜检查可清楚显示鼻黏膜出血部位、鼻中隔骨折移位情况以及鼻道有无血肿形成。

9. X 线片可显示鼻骨骨折线,表现为贯穿骨密质与骨松质的透光线,呈线状或锯齿状。粉碎性骨折时还可见到有游离碎骨片等。CT 三维重建能更加清楚显示骨折类型、判断骨折段移位情况。

10. 应特别注意鉴别有无合并脑脊液鼻漏。

【治疗原则及方案】

1. 全身治疗　原则同下颌骨骨折。

2. 局部治疗　鼻腔出血可行填塞止血,合并脑脊液鼻漏时应严禁填塞,应与耳鼻咽喉头颈外科及神经外科等联合会诊治疗。

3. 保守治疗　骨折移位不明显,鼻外形无明显畸形,无鼻阻塞等功能障碍者,可保守治疗。

4. 手术治疗　对于骨折移位大,有鼻部畸形者或通气障碍者应手术治疗,行骨折复位后固定。对闭合性骨折者,可用鼻外复位法复位外侧方移位的骨折;使用鼻内复位法复位向内塌陷移位的鼻骨骨折。复位后用外鼻成形夹板行外固定或鼻腔填塞碘仿纱条行内固定(有脑脊液鼻漏时禁用)。而对于开放性骨折、陈旧性骨折以及复杂的骨折可行手术切开复位内固定术。

5. 药物治疗　原则同下颌骨骨折。

五、眼眶骨折

【病因】

由暴力作用于眶缘或眶腔骨壁所致。

【诊断与鉴别诊断】

1. 有眼眶部外伤史。

2. 单纯眼眶骨折少见,常合并颌面部其他骨折,如颧骨、额骨、鼻骨和上颌骨等。

3. 常伴眶周皮下及结膜下出血、瘀斑、水肿。

4. 骨折段易发生移位,移位时可触及台阶感。

5. 眶底和鼻眶筛骨折时多有眼球内陷、眼球运动障碍、复视等。眶底骨折时下直肌牵拉试验多呈阳性。

6. 鼻眶筛骨折时,常见鼻根部塌陷;因内眦韧带断裂而内眦距变宽或内眦角下垂等。还可见因鼻泪管断裂伴发溢泪。

7. 骨折可损伤视神经导致视力障碍,损伤眶下神经导致眶下区麻木,应给予鉴别。

8. 合并颅底颅前窝骨折时可发生脑脊液鼻漏,应注意鉴别。

9. X线片可显示眼眶骨折线,典型眶底骨折时常表现为眶底骨质不连续,眶内容物呈水滴状陷入上颌窦。但普通X线片对鼻眶筛骨折常显示不清。而CT三维重建或3D技术等能清楚显示骨折类型、判断骨折段移位情况。特别是CT冠状面扫描能非常清晰显示眶底骨折情况。

【治疗原则及方案】

1. 全身治疗 原则同下颌骨骨折。

2. 局部治疗 合并脑脊液鼻漏时,严禁填塞。

3. 保守治疗 骨折移位不明显,眼球无内陷、眼球运动无障碍、无复视、鼻根部无塌陷,内眦距无明显改变者,可保守治疗。

4. 手术治疗 对于骨折移位明显,眼球内陷、眼球运动障碍、复视、鼻根部塌陷,内眦距改变者应行手术切开复位内固定术,有条件者术中可使用手术导航避免损伤视神经等重要器官。眶底骨折手术时,应注意解除嵌顿的眼肌和脂肪,恢复眼眶容积,恢复眼球正常动度;眶底骨折伴骨缺损时,应行自体骨移植或钛网等人工材料修复,可采用3D技术、CAD/CAM技术等在术前预成型植入钛网修补重建眶底。鼻眶筛骨折手术时,应注意复位断裂的内眦韧带并重新固定,恢复内眦韧带的附着及内眦角的形态,恢复正常的内眦距。

5. 药物治疗 原则同下颌骨骨折。

六、全面部骨折

【病因】

由严重的交通事故、高空坠落或严重的暴力等造成的面中 1/3 与面下 1/3 骨骼同时发生的骨折。

【诊断与鉴别诊断】

1. 有明确严重的颌面部外伤史。

2. 面部常见严重的扭曲变形。多表现为面中份塌陷、拉长、面部增宽、内眦距增宽。

3. 面部一般肿胀严重,出现"熊猫眼"、结膜淤血等。部分患者由于舌后坠可能出现呼吸困难。

4. 骨折段常发生严重移位,面部肿胀消退后可扪及多个骨折部位有明显台阶感或骨摩擦感,压痛明显。

5. 常有咬合关系紊乱,如早接触、开𬌗、反𬌗及锁𬌗等,常伴不同程度的张口受限。

6. 可伴有复视或视力障碍;可伴有眶下区、唇部皮肤的感觉障碍等。

7. 可伴有牙外伤、牙槽突骨折或牙龈撕裂。

8. 可伴有鼻出血、鼻泪管断裂所致的溢泪。

9. 易合并有颅脑、胸腹、颈椎、四肢等全身重要脏器损伤。应注意鉴别有无这些全身重要脏器的损伤。颅内损伤时常有恶心呕吐、昏迷等;颅底骨折常有脑脊液鼻漏或耳漏;胸腹脏器损伤常有血气胸、腹腔出血甚至休克等。

10. X 线片可显示骨折线,但由于骨折数量多且一般较复杂,普通 X 线片常显示不清或漏诊,因此常选用 CT 三维重建(应包括矢状位和冠状位)及 3D 技术等,以清楚显示骨折部位、数量、类型,判断骨折段移位情况。

【治疗原则及方案】

1. 全身治疗 应及时行多学科联合会诊,及时诊断和处理合并的颅脑、胸腹、颈椎、四肢等全身重要脏器损伤。

2. 清创缝合 特别注意严密缝合与口腔、鼻腔穿通的伤口。

3. 手术治疗 骨折切开复位内固定术尽可能在伤后 2~3 周内进行。手术以恢复原有咬合关系为标准,尽量兼顾外形与功能,应有步骤地恢复颅颌面的高度、宽度、弧度、对称性以及骨连续性。骨折复位顺序一般遵循"自下而上,由外向内"的原则,先固定较稳定或较容易达到复位的一侧。有骨缺损者可同期行自体骨移植修复。辅助应用 3D 技术或手术导航等计算机外科技术则可增加复位的精准度和减少术后并发症。对于复杂陈旧性的全面部骨折,可采用正颌外科技术来修复重建外形和功能。

4. 拔牙治疗 原则同下颌骨骨折。

5. 药物治疗 原则同下颌骨骨折。

6. 营养治疗 原则同下颌骨骨折。

7. 康复治疗 原则同下颌骨骨折。

第四节 口腔颌面部战伤

一、口腔颌面部烧伤

【病因】

系由热力、电流、化学物质和激光等所致的口腔颌面部组织损伤。

【诊断与鉴别诊断】

1. 有明确的火焰、过热物体、化学物质或电流直接接触等损伤史。

2. 局部一般疼痛剧烈,易发生高热、休克、水电解质紊乱和脑水肿等。

3. 可伴呼吸道灼伤,导致呼吸困难。

4. 根据致伤原因,可将烧伤分为热力烧伤、电烧伤、化学烧伤、复合性烧伤等。

5. 热力烧伤局部组织反应快而重,渗出物较多。一般伤后 12 小时内即可出现明显肿胀,48 小时达到高峰。鼻、唇、颧部、外耳等面部突出部位受伤一般更为严重。

6. 电烧伤可导致大面积皮肤损伤,电流入口处伤情一般较电流出口处严重。

7. 化学烧伤常导致局部组织肿胀、破溃、糜烂等,吸收入体内的化学物质还可损害肝、肾、呼吸系统、造血系统功能,有的还可引起神经系统损害。

8. 面部深度烧伤愈合后,可因瘢痕的挛缩和增生引起面部畸形和功能障碍,如鼻畸形、唇睑外翻、张闭口困难、抬头困难等。

9. 应注意鉴别是否同时存在多种病因导致的复合性烧伤。

10. 烧伤严重程度采用"三度四分法"。

Ⅰ度烧伤指仅伤及表皮中浅层,主要累及颗粒层及其浅层,有时可伤及棘层,但生发层完好。烧伤处多表现为局部干燥发红,肿胀,但无水疱形成。

浅Ⅱ度烧伤指伤及整个表皮,包括生发层和真皮乳头层的损伤。表现为有大小不一的水疱形成,内含清亮淡黄色液。将水疱剪破并掀开后,可见创面水肿,质地较软,疼痛剧烈。

深Ⅱ度烧伤指包括乳头层以下的真皮损伤,但仍残留有部分正常真皮。表现为局部肿胀明显,不易形成水疱,形成的水疱也较小或扁平,创面苍白或棕黄色。

Ⅲ度烧伤系全层皮肤的损伤。表现为局部坏死呈暗黑色,形成焦痂。伤处感觉迟钝,疼痛消失。

其中Ⅰ度烧伤和浅Ⅱ度烧伤合称浅度烧伤,深Ⅱ度烧伤和Ⅲ度烧伤合称深度烧伤。

【治疗原则及方案】

1. 全身治疗　应尽早行综合性抗休克治疗。保持呼吸道通畅,若出现呼吸道梗阻,应及时行气管内插管或气管切开。

2. 药物治疗　给予有效的镇痛、镇静和抗感染药物治疗。伴有呼吸道灼伤患者可用利多卡因行颈部迷走 - 交感神经封闭,以解除支气管痉挛和防止呼吸道水肿。

3. 局部治疗　应剪去创面周围毛发,清除创面污染物和失活组织。轻度烧伤局部不需特别处理。中小面积Ⅱ度烧伤,可用冷水清洗,再用 1% 苯扎溴铵或 0.5% 氯己定反复冲洗创面,最后用生理盐水冲洗。创面的小水疱可自行吸收,大水疱可在消毒下抽吸放液。而水疱感染化脓时,则去除疱皮。化学烧伤时应用大量生理盐水冲洗。碱烧伤用 2% 醋酸或柠檬酸中和;酸烧伤用 2% 碳酸氢钠液中和;苯酚烧伤用酒精中和。

4. 暴露治疗　面部烧伤宜行暴露疗法,应及时清理创面渗液和分泌物,保持创面干燥,创面亦可涂烧伤合剂等中药制剂。

5. 手术治疗　对深Ⅱ度烧伤创面应考虑早期或 10 天以内将焦痂剥除或削去一层后分区植皮。对于Ⅲ度烧伤创面,应在伤后 10~14 天行手术切痂后分区植皮。植皮多采用自体中厚皮片游离植皮。而烧伤愈合后的瘢痕应在伤后 6~12 个月,瘢痕软化后进行整复术。

二、口腔颌面部火器伤

【病因】

是由火药燃烧、炸药爆炸等化学能迅速转变为机械能的过程中,将弹丸、弹片、弹珠等物体向外高速抛射,击中机体所造成的损伤。主要包括枪弹伤和爆炸伤。

【诊断与鉴别诊断】

1. 有枪弹或炸药爆炸致伤史。

2. 创面一般污染较严重。在投射物的入口或出口区,软组织可呈大块缺损性破坏。

3. 组织损伤一般广泛而严重,可有组织移位,创面多不规则,常有软硬组织同时损伤。

4. 投射物致非贯通伤时,组织内常有异物存留。

5. 投射物常致粉碎性骨折、牙折。骨碎片和牙碎片可导致二次损伤。

6. 伤道常复杂,依伤道形态可分为贯通伤、非贯通伤、切线伤和反跳伤。以贯通伤最为常见。贯通伤时,伤道入口一般较小,出口较大;只穿透软组织时,出入口大小差别不大;但近距离火器伤时,则入口大,出口小。

7. 以多发伤多见,除颌面部外,常可伴颅脑等全身多处损伤。除机械性创伤外,局部亦可伴有烧伤。应注意给予鉴别。

8. 常可发生休克、窒息等。

9. X 线片或 CBCT 或 CT 三维重建检查可显示骨折部位、骨块移位、骨缺损以及异物存留等情况。

【治疗原则及方案】

1. 全身治疗　注意观察早期休克症状,尽早行综合性抗休克治疗。保持呼吸道通畅,如出现呼吸道梗阻,应及时行气管内插管或气管切开。

2. 药物治疗　给予有效的镇痛、镇静和抗感染药物治疗,24 小时内常规注射破伤风抗毒素。

3. 手术治疗　待全身情况稳定后,应及时行清创术。清创需彻底,清除伤道周围 0.5cm 的软组织及与软组织不相连的游离碎骨片,同时清除异物。彻底清创后对软硬组织缺损尽量采用邻位皮瓣、血管化的游离皮瓣等行一期修复,但严重缺损者或全身情况较差者应延期修复。对于非严重粉碎性颌骨骨折者可立即行骨折复位固定术,尽量恢复并稳定咬合关系。而骨折线上的牙常为感染灶,应予拔除。

三、口腔颌面部冷伤

【病因】

冷伤是指在寒冷因素的直接作用下,加上气候、环境及个体因素等各种诱因所造成的全身或局部组织的损伤。

【诊断与鉴别诊断】

1. 有明确的冷暴露史。

2. 口腔颌面部的冷伤主要包括冻伤和冻疮。

3. 冻伤表现为患部皮肤冰冷,局部呈灰色或白色或蜡样,触之较硬无弹性。

4. 冻疮初发时患部皮肤发凉、可出现红斑、肿胀和大小不等的结节。多有感觉异常、灼热、刺痒等,局部温暖时尤甚,有时还可出现水疱。水疱破裂后形成浅表溃疡,并可继发感染,成为化脓性炎症。

【治疗原则及方案】

1. 急救处理 应迅速脱离寒冷环境,将患者移至防风保暖场所。采用快速融化复温,由于口腔颌面部不能浸泡,应用温水不断淋湿或湿敷,直至患部末端出现血流恢复的体征,如颜色变红,即可停止复温,一般需 30~60 分钟,快速复温过程中会有剧烈疼痛,可予镇痛剂。如伴有体温过低和全身性症状以及严重外伤危及生命者,应先行抢救生命。

2. 局部治疗 轻度冻伤可局部外敷 1% 呋喃西林霜、2% 新霉素霜或 5% 磺胺嘧啶锌软膏等;重度冻伤可用氯己定多次温敷疗法,或用 724 复方霜剂(红藤、鱼腥草、三棱、姜黄等中药提取物加 1% 呋喃西林配制而成)。冻疮的小水疱,可任其自然吸收不做任何处理,但应防止破裂;而较大的水疱,可在无菌条件下抽出疱液或低位切开排液引流,切勿去除疱皮而暴露疱底。无感染较薄的痂皮也无须过早去除,可任其自然脱落;而较厚的痂皮影响组织生长且易发生痂下积脓者,应及时剪除,晚期可用菠萝蛋白酶等溶解痂皮或用残蚀法逐渐去痂。

3. 药物治疗　在组织冻结融化后 24 小时内应给予右旋糖酐改善血液微循环。可动脉内注射乙酰胆碱或烟醇等血管活性物质,或注射利多卡因或利血平、妥拉唑林等阻断交感神经,解除邻近冻区的血管痉挛,扩张冻区血管,从而减轻疼痛和水肿。同时用肝素、纤维蛋白溶酶与抗蛋白酶抑制剂等行抗凝、溶栓治疗。应用维生素 E、维生素 C、芦丁等血管保护剂保护血管壁。给予抗生素预防或治疗感染极为重要,往往小的冻伤病灶也会影响预后。对较重的冻伤还应肌内注射破伤风抗毒素。

4. 支持治疗　可给予高蛋白、高糖、富含维生素及微量元素的饮食。

四、口腔颌面部核损伤

【病因】

战时核爆炸,或平时核装置泄漏或爆炸所造成的损伤。包括光辐射所致烧伤,冲击伤所致直接或间接损伤,核辐射或放射性沾染所致的急性放射损伤。

【诊断与鉴别诊断】

1. 光辐射烧伤表现为颌面部严重水肿,渗出液较多。烧伤深度较浅,多为浅 Ⅱ 度。创面容易感染,口腔及颈部肿胀严重时可发生呼吸道梗阻或窒息。

2. 冲击伤常导致口腔颌面部、颅脑和胸腹等脏器损伤的多发伤,易发生多器官功能衰竭。颌面部骨折多为粉碎性,有时软组织并无损伤,含气骨如上颌窦、筛窦、眼眶易发生"内爆效应"骨折。下颌骨骨折以劈裂骨折多见。

3. 急性放射损伤主要损伤造血系统、消化系统和神经系统,导致相应症状,口腔颌面部常无明显损伤。

4. 患者既可是遭受以上单一因素导致的损伤,也可是同时遭受几种不同杀伤因素的同时损伤。

5. 应注意鉴别患者是多处伤或多发伤或复合伤,以免漏诊。

【治疗原则及方案】

光辐射烧伤和冲击伤的治疗原则分别与前面口腔颌面部烧伤和颌面部一般创伤相同。

急性放射损伤治疗原则为:

1. 初期治疗　镇静、止痛、止吐及对症治疗。

2. 假愈期治疗　预防感染、出血和保护造血功能。

3. 极期治疗　抗感染、抗出血、减轻造血系统的损伤和纠正水电解质紊乱。

4. 恢复期治疗　促进造血系统损伤的恢复和机体的恢复。

五、口腔颌面部化学武器伤

【病因】

多由战时使用神经性毒剂、糜烂性毒剂和窒息性毒剂等化学毒剂所造成的损伤。

【诊断与鉴别诊断】

1. 神经性毒剂损伤主要表现为肌颤、肌肉收缩无力,严重者易发生呼吸肌麻痹而导致窒息。血液检查血中胆碱酯酶活性下降。

2. 糜烂性毒剂损伤表现为皮肤和黏膜有明显的疼痛和烧灼感,出现红斑、水疱、水肿、糜烂、深溃疡、坏死,甚至出血。若伴有创口,糜烂性毒剂可加重创口伤情,长期难以愈合。

3. 窒息性毒剂主要表现为刺激和损伤呼吸道,引起肺水肿从而造成窒息,对创口无影响。

4. 注意鉴别不同毒剂的损伤,还要注意鉴别有无伴有其他颌面部战伤的复合伤。

【治疗原则及方案】

1. 全身治疗 应更换洁净服装,止血、吸痰、保持呼吸道通畅及对症治疗。若有呼吸道梗阻或窒息,应及时行气管插管或气管切开解除窒息。

2. 药物治疗 及早用药物行抗毒治疗和抗感染治疗。神经性毒剂用神经毒急救剂或抗胆碱药(阿托品、东莨菪碱和贝那替嗪等),并使用氯磷定等酶复活剂。糜烂性毒剂全身中毒时,用硫代硫酸钠(对硫芥等)、二巯基丙醇或二巯基丁酸钠解毒。窒息性毒剂用乌洛托品,同时可用抗生素、肾上腺皮质激素、维生素 C 等,并应限制入水量。

3. 局部治疗 及时冲洗创口,洗消沾染的局部毒剂,防止毒剂继续吸收。对神经性毒剂染毒者,皮肤用 10% 二氯三聚异氰酸钠清洗,装具用 5% 二氯胺酒精擦洗,眼睛用 2% 碳酸氢钠冲洗。对糜烂性毒剂染毒者,用皮肤消毒剂、各种碱性液、二氯胺酒精或漂白粉澄清液等清洗。

4. 手术治疗 行清创术时仅清除血凝块,去除坏死组织、异物和污染物。染毒部位不宜作切口。清创后一般不作初期缝合。尽量采用局麻,糜烂性毒剂沾染创口禁忌浸润麻醉,明显全身中毒者忌用全麻。

第五节 口腔颌面部异物

【病因】

多因火器伤、意外损伤或各种致伤物打击导致异物残留于口腔颌面部组织内,少数也可由手术或局部注射麻醉导致。异物的种类很多,有子弹、锯片、注射针、缝合针等金属类异物,也有木质、石质、玻璃、塑料、火药及煤渣等非金属类异物。

【诊断与鉴别诊断】

1. 有颌面部损伤史(如枪弹伤、刺伤和火器伤等)、麻醉药物注射史、手术史或异物击入史。

2. 异物表浅时,一般局部可触及硬块。除微小异物外,一般可见异物入口,伤口大小不一,可有渗血或渗液。

3. 若感染,局部出现红肿、疼痛等炎性反应。长期炎症时,还可形成窦道。

4. 鼻腔及鼻窦异物可引起鼻阻塞、鼻出血等;眶内异物可使眼球运动受限、"眼镜"状淤血;下颌下、口底、咽旁异物可导致不同程度的呼吸障碍;咬肌、翼下颌间隙、颞下颌关节异物可导致张口受限;腮腺异物可致腮腺涎瘘。

5. 损伤严重者可伴有相应部位的颌骨骨折。有时异物可位于颌骨内。

6. 可通过超声检查、插针后行 X 线检查或 CT 检查对异物进行定位。X 线片中金属类异物表现为异常高密度影,而非金属类异物常显示不明显。超声检查主要用于软组织内非金属异物定位,表现为无血流信号的异常强回声影像。CT 检查非金属类异物的 CT 值一般在 100Hu 左右,与软组织密度接近,金属类异物的 CT 值接近 1 000Hu,与骨密质密度接近。薄层加 CT 三维重建能更精准定位异物的三维位置。

7. 应注意鉴别异物的种类、大小、形态和位置,以及与周围重要组织结构的关系。

【治疗原则及方案】

1. 手术治疗 开放性创口或可触及的浅表异物,应在清创时同时取出。而深部异物应在定位后再取,或待其包裹数周后再行手术取出。若配合使用手术导航技术,可精准地取出深部异物。

2. 保守治疗 留存体内时间较长,异物小且无临床症状的异物,或位置深、手术易伤及重要组织和器官的异物可暂不取出。

3. 药物治疗 应常规注射破伤风抗毒素。如创口有污染或感染者,应给予抗生素。对感染严重或有分泌物者,可行细菌培养加药物敏感试验。

(陈 丹 李志刚 杨 凯)

第四章

唾液腺疾病

第一节　唾液腺炎症

一、急性化脓性腮腺炎

【病因】

主要由金黄色葡萄球菌等病原菌导致的腮腺急性化脓性炎症。大多是由慢性腮腺炎的急性发作所致,也可由邻近组织急性炎症的扩散或因各种原因导致水电解质平衡失调、唾液分泌减少所引起。

【诊断与鉴别诊断】

1. 常发生于单侧腮腺,少数可双侧同时发生。

2. 腮腺区呈持续性疼痛或跳痛,肿胀明显,皮肤发红、呈硬性浸润。

3. 腮腺导管口红肿,按摩腺体可见导管口有脓液溢出,有时可见脓栓堵塞于导管口。

4. 由于肿胀压迫,也可发生暂时性面瘫。

5. 后期炎症可扩散到腮腺周围邻近组织或间隙,引起邻近间隙的蜂窝组织炎或脓肿,导致不同程度的张口受限、口底水肿和舌运动障碍等相应的症状。极少数严重者可沿颈部间隙往下扩散到纵隔,向上通过颅底扩散到颅内。

6. 常有明显的全身中毒症状,脉搏、呼吸增快,体温可达40℃以上。

7. 血常规检查见白细胞总数增加,中性粒细胞比例上升,核左移,可出现中毒颗粒。

8. 注意与流行性腮腺炎和咬肌间隙感染鉴别。流行性腮腺炎多见于儿童,多为双侧腮腺同时发生,腮腺导管无脓性分泌物,血清和尿淀粉酶升高。咬肌间隙感染一般有牙痛史,张口受限明显,腮腺导管口无红肿,分泌液清亮。

【治疗原则及方案】

1. 全身治疗　积极纠正机体脱水及电解质紊乱,加强营养补充,提高机体抵抗力。

2. 药物治疗　应用有效大剂量的抗生素,应行细菌培养和药物敏感试验,以合理选用抗生素。用硼酸、苏打溶液等温热消毒漱口剂含漱口腔。

3. 手术治疗　如有下列情况出现提示脓肿形成,应尽快行手术切开引流:局部有跳痛并有局限性压痛点,按压有明显的凹陷性水肿;穿刺抽出脓液或腮腺导管口有脓液排出,或超声、CT等影像学检查显示有脓肿形成。

二、慢性复发性腮腺炎

【病因】

具体病因不清,一般认为与先天性腮腺发育异常、免疫功能低下和细菌经腮腺导管逆行感染有关。成人慢性复发性腮腺炎多为儿童复发性腮腺炎迁延不愈转变而来。

【诊断与鉴别诊断】

1. 儿童发病以5岁左右最为常见,10岁以前发病者占95%,男性多于女性。

2. 成人复发性腮腺炎多为儿童复发性腮腺炎延期愈合而来,有儿童时期发病史。

3. 腮腺反复轻度肿胀、疼痛或不适。少数患者伴有脓肿形成,挤压腺体可见导管口有脓液或胶冻状液体溢出。

4. 发病间隔时间不等,数周或数月发作一次,一般间隔时间随年龄增长而延长,每次发病持续约一周左右,在发病间隔静止期多无不适。

5. 大多数儿童复发性腮腺炎具有自愈性,到成年期即不再发作。

6. 腮腺造影检查显示主导管一般无异常,末梢导管扩张呈点状、球状,少数可呈腔状,排空延迟。临床表现为单侧腮腺肿胀者,约占半数患者可见双侧腮腺末梢导管点状扩张,故应常规作双侧腮腺造影检查。

7. 儿童复发性腮腺炎应与流行性腮腺炎鉴别,后者一般有流行性腮腺炎接触史,常双侧发病,腮腺导管口分泌正常,无反复发病史。

8. 成人复发性腮腺炎应与干燥综合征继发感染鉴别,后者多见于中年女性,常有口干、眼干及自身免疫病,无儿童时发病史,腮腺造影显示主导管扩张不整,边缘毛糙,呈葱皮样或花边样改变。

【治疗原则及方案】

1. 一般治疗 多饮水,按摩腮腺腺体,保持口腔卫生。因复发性腮腺炎具有自愈性,应以增强抵抗力、防止继发感染和减少发作次数作为治疗原则。

2. 药物治疗 若有急性炎症表现,应用抗生素。对复发频繁者可肌内注射胸腺肽等,调节免疫功能。

三、慢性阻塞性腮腺炎

【病因】

主要是由于损伤、结石、感染和解剖等原因导致导管分泌受阻,产生阻塞症状,并可引发逆行性感染。

【诊断及鉴别诊断】

1. 多发于中年,多为单侧发病,也可为双侧。

2. 晨起腮腺区常有胀感,自觉口内有咸味分泌物。

3. 腮腺反复肿胀,伴有轻微疼痛。约一半的患者腮腺肿胀与进食有关,进食时肿胀加剧。

4. 可见腺体肿大,导管口轻微红肿,挤压腺体可从导管口流出脓性或混浊的雪花样分泌物或黏稠的蛋清样唾液。

5. 病程较长者,可在颊黏膜下扪触及导管呈粗硬的索条状。

6. 有时可见导管口周围瘢痕、导管结石或异物等。

7. 腮腺造影检查表现为主导管扩张或扩张与狭窄相交替,呈腊肠状,逐渐波及分支导管,有时出现末梢导管扩张。唾液腺内镜检查可见导管壁出血、糜烂、管腔内有絮状渗出物等表现。超声检查表现为腺体增大,内部回声不均匀或粗糙。

8. 应注意与成人复发性腮腺炎和干燥综合征继发感染相鉴别。成人复发性腮腺炎有儿童期反复发病史,腮腺造影表现为以末梢导管扩张呈点状、球状或腔状为特征,主导管一般无异常改变。干燥综合征伴感染常有口干、眼干及自身免疫病。

【治疗原则及方案】

1. 保守治疗　按摩腺体,用酸性食物促使唾液分泌,温热盐水漱口以减少逆行性感染。

2. 药物治疗　若有急性炎症,应口服或静脉给予抗生素。在慢性期可于导管内注入碘化油或抗菌药物,或用唾液腺内镜冲洗出导管内的炎症介质和细小碎屑后再注入碘化油或抗菌药物。

3. 手术治疗　有结石者应先行手术或用唾液腺内镜取除结石。导管口狭窄者用钝头探针或唾液腺内镜扩张导管口,导管严重狭窄者可用唾液腺内镜扩张导管加内支架植入。以上治疗无效可考虑行导管结扎术或保留面神经的腮腺切除术。

四、流行性腮腺炎

【病因】

由腮腺炎病毒侵犯腮腺引起的急性呼吸道传染病。

【诊断及鉴别诊断】

1. 多发于儿童和青少年,成人发病较少见,常在春季流行。

2. 多有传染接触史,潜伏期约 2~3 周。

3. 常双侧腮腺同时或先后发生肿胀,仅单侧发病少见。

4. 主要表现为以耳垂为中心的腺体肿大,边缘不清,表面发热有触痛,皮肤紧张发亮但无发红。

5. 腮腺导管口无红肿,挤压腮腺时导管口溢出的唾液清亮,无脓性分泌物。

6. 发病 1~3 日后腮腺肿胀达到高峰,持续 4~5 日逐渐消退。病程约为 10~14 日。感染一次后多可获得终身免疫,但也有再次发病者。

7. 少数患者下颌下腺可同时受累发病,有时也可能仅有下颌下腺发病而腮腺无异常表现。

8. 常伴有头痛、咽痛,厌食、恶心呕吐、全身不适和发热等,体温可达 38~40℃。

9. 少数病例可并发睾丸炎、脑膜脑炎、听神经受损、胰腺炎、肾炎、心肌炎及乳腺炎等。

10. 血常规检查白细胞总数正常或稍增加,淋巴细胞比例增高。

11. 90% 患者早期即有血清淀粉酶轻度或中度增高,尿淀粉酶增高。

12. 补体结合反应有助诊断,有显著增长者可确诊(效价 4 倍以上)。

13. 注意与急性化脓性腮腺炎、儿童复发性腮腺炎和颈部及耳前淋巴结炎相鉴别。

【治疗原则及方案】

1. 一般治疗 发热期间宜卧床休息。保持口腔清洁,防止继发感染,避免酸性等刺激食物,多饮水。应至少隔离 3 周,以免引起传染流行。

2. 药物治疗 抗病毒治疗,如利巴韦林、阿昔洛韦、板蓝根冲剂和干扰素等。可给予适量镇静剂及退热剂对症治疗。适当使用抗菌药物,预防继发性感染。

3. 并发症治疗 如发生睾丸炎、脑膜脑炎等并发症,应会同泌尿外科、感染科及神经内科等相关科室共同联合诊治。

4. 预防治疗 对易感儿童可接种腮腺炎减毒活疫苗。

五、唾液腺结核

【病因】

为结核杆菌经血源或淋巴源或导管逆行性感染所致。一类为唾液腺淋巴结结核,病变突破淋巴结被膜后侵犯腺体所致,此为唾液腺结核的主要类型。另一类是原发性唾液腺腺实质结核。

【诊断及鉴别诊断】

1. 多发于腮腺,其次是下颌下腺,舌下腺和小唾液腺较少。

2. 常无明显自觉症状,表现为局限性肿块,界限清楚,活动。

3. 部分病例可有消长史,伴轻度疼痛或压痛。

4. 腺实质结核病程较短,数天或数周,腺体弥漫性肿大,挤压腺体可见干酪样脓性分泌物从导管口流出。

5. 部分与皮肤粘连,或破溃后形成长久不愈的窦道,少数病例可伴有面瘫。

6. 可伴有其他系统结核病。

7. 注意与唾液腺良性肿瘤和淋巴结炎相鉴别。

8. 结核菌素皮试可辅助诊断。将分泌吸出物作耐酸染色,或细针吸细胞学活检以确定诊断。

【治疗原则及方案】

1. 药物治疗　如形成结核性脓肿,可抽除脓液后注入抗结核药物。对有肺或其他系统活动性结核患者,应以全身抗结核治疗为主,抗结核药物治疗应在结核科或感染科医师指导下进行。

2. 手术治疗　对较局限的唾液腺淋巴结结核也可行手术切除。临床已明确为唾液腺结核拟行病灶清除术者,术前也应进行抗结核治疗,以防感染扩散。

六、唾液腺放线菌病

【病因】

是由伊氏放线菌感染所致,是一类慢性化脓性肉芽肿性疾病。

【诊断及鉴别诊断】

1. 发病慢,病程较长,全身症状不明显。

2. 主要侵犯腮腺,表现为在腮腺或上颈部出现边界不清、板样坚硬的浸润肿块,皮肤呈暗棕红色。

3. 有时浸润块可软化、破溃,出现多个窦道,此起彼伏。新鲜破溃的脓液中可发现针尖大小黄色的"硫磺颗粒"。

4. 应与急性化脓性腮腺炎和腮腺结核相鉴别。确诊需结合组织病理学检查。

【治疗原则及方案】

1. 药物治疗　首选大剂量青霉素或头孢类药物治疗。有脓性分泌物者可行脓培养药物敏感试验,选用适当抗生素。

2. 手术治疗 已形成脓肿或破溃后遗留瘘孔者,常伴有肉芽组织增生,可行手术切开排脓或刮除肉芽组织。

3. 高压氧治疗 高压氧治疗可抑制放线菌生长,可作为辅助方法。

七、HIV 相关唾液腺疾病

【病因】

由 HIV 病毒感染引起的弥漫性唾液腺肿大。

【诊断及鉴别诊断】

1. 可发生在 HIV 感染的每一个阶段,也可能是 HIV 感染的首发临床表现。

2. 表现为一个或多个唾液腺渐进性增大,腮腺最常受累,伴随口干症状。

3. 常有发热、疲倦、厌食、头痛及全身不适等。

4. CT 检查表现为低密度、薄壁的多发囊肿,弥漫性淋巴结病变。MRI 检查表现为 T_2 和质子密度加权的中等信号的均质性多发肿块。组织病理学表现为腮腺内和腺周淋巴结的滤泡增生,导管系统呈囊状扩张。

5. 应与唾液腺良性肿瘤、淋巴结炎及唾液腺良性肥大相鉴别。

【治疗原则及方案】

1. 全身治疗 全身抗 HIV 治疗。

2. 对症治疗 使用催唾剂和人工唾液缓解口干,保持口腔卫生。

3. 手术治疗 对腺体肿大明显,可以耐受手术者,可考虑行腺体切除术。

八、IgG₄ 相关唾液腺炎

【病因】

IgG_4 相关唾液腺炎属自身免疫性疾病,但目前确切病因尚不清楚,可能与自身抗体、免疫、过敏、遗传和感染等多种因素有关。

【诊断及鉴别诊断】

1. 多见于中老年人,无明显性别差异。

2. 表现为双侧大唾液腺肿大,或先为单侧肿大,进而累及双侧。

3. 多发于下颌下腺,其次是腮腺、舌下腺及泪腺。一般无明显自觉症状,如多唾液腺受累时可出现程度不等的口干。

4. 触诊腺体明显增大,质地较硬,表面光滑或呈结节状,边界清楚。常有下颌下或颈部淋巴结肿大。

5. 部分患者可伴有全身多器官受累,包括乳腺、胰腺、肺、肾、胆管、前列腺及腹膜后出现肿块等。

6. 血清 IgG_4 明显增高。

7. B 超或 CT 检查表现为腺体弥散增大,无占位性病变。

8. 注意与干燥综合征、唾液腺良性肥大及唾液腺肿瘤相鉴别。

【治疗原则及方案】

1. 全身治疗 无症状且发展缓慢者可暂不治疗,密切观察。

2. 药物治疗 包括糖皮质激素、免疫抑制剂和生物制剂。糖皮质激素常用泼尼松,为一线药物。免疫抑制剂常用吗替麦考酚酯、硫唑嘌呤、环磷酰胺、环孢霉素和沙利度胺等,通常联合糖皮质激素治疗。生物制剂如利妥昔单抗。

九、唾液腺结石病和下颌下腺炎

【病因】

唾液腺腺体或导管内发生钙化团块(结石),阻塞唾液分泌,而引起的一系列症状和病理变化。结石形成的具体病因不清,可能与唾液理化性质及流动情况有关。

【诊断及鉴别诊断】

1. 任何年龄均可发生，以中青年最常见，无性别差异。

2. 结石约85%发生于下颌下腺，其次为腮腺，舌下腺及小唾液腺少见。

3. 早期小的结石不造成唾液腺导管阻塞，可无任何症状。

4. 结石较大阻塞导管时，出现排唾障碍症状，表现为进食时腺体肿大、疼痛，停止进食后，肿大的腺体约半小时后自行复原，疼痛随之消失。严重者进食时疼痛剧烈如针刺，称"涎绞痛"。

5. 结石阻塞可引起继发感染，导致急性腺体炎症及周围间隙感染。

6. 有的下颌下腺导管阻塞症状不明显，一开始即表现为下颌下或舌下区急性炎症。长期反复发作，下颌下腺可纤维化，呈硬结性肿块。

7. 有继发感染者导管口黏膜红肿，挤压腺体可见少许脓性分泌物自导管口溢出。

8. 在导管内的结石处行口底双合诊可扪及硬结，并有压痛。病程长者扪及导管可呈索条状。

9. 少数病例伴有胆道或尿路结石。

10. 大多数结石能阻射X线（称阳性结石），少数不阻射X线的结石称为阴性结石。阳性结石X线表现为圆形或卵圆形或柱状高密度影像，可单发或多发，沿导管走行方向排列。阴性结石在X线片上不能显示。超声检查能显示腺体及导管内结石，表现为圆形或卵圆形强回声光点或光团，后伴声影。唾液腺内镜能直观检查到阳性结石和阴性结石。

11. 注意与舌下腺肿瘤、下颌下腺肿瘤、下颌下淋巴结炎及下颌下间隙感染相鉴别。

【治疗原则及方案】

1. 保守治疗　临床阻塞症状不明显的小结石，可用酸性食物促使唾液分泌，可望自行排出。

2. 手术治疗　对位于导管前段内的较大结石，腺体尚未纤维化者，可行手术摘除结石。对位于导管后段及腺门部的较大结石可在唾液腺内镜辅助下切开取除结石。对下颌下腺腺体内结石,或无法取除的导管结石,或结石继发慢性下颌下腺炎致腺体已丧失功能者,可行下颌下腺腺体切除术。腮腺腺体结石可根据部位行保留面神经的腮腺浅叶或全叶切除术。

3. 其他治疗 体外冲击波碎石术、唾液腺内镜下取石术及唾液腺内镜下导管内激光碎石术目前也获得了一定的经验。

第二节 唾液腺损伤和唾液腺瘘

【病因】

涎瘘是唾液不经导管系统排入口腔而经窦道流向面颊皮肤表面。局部外伤是主要病因,极少为先天性或继发于感染。

【诊断及鉴别诊断】

1. 一般有局部外伤史,绝大多数发生于腮腺。

2. 腺体或导管所对应的面颊皮肤上可见瘘管,周围常有瘢痕。

3. 瘘口周围皮肤潮红、糜烂、湿疹。

4. 由于损伤部位不同,可分为腺体瘘和导管瘘。

5. 腺体瘘表现为腺体区皮肤有小的瘘管,瘘管口流出透明的唾液,进食时流量增加。

6. 导管瘘分为完全瘘和不完全瘘。完全瘘表现为唾液经瘘口全部流向面部,唾液导管口无唾液分泌。不完全瘘为导管仅部分破裂或断裂,仍有部分唾液流入口腔内。

7. 生化检查在流出液体中含有淀粉酶。

8. 应注意导管瘘和腺体瘘,以及导管完全瘘和不完全瘘的鉴别。腮腺造影可根据造影剂外漏部位确定为导管瘘还是腺体瘘。

【治疗原则及方案】

1. 保守治疗　对新鲜腺体瘘行加压包扎。对陈旧性腺体瘘行电凝灼烧瘘口结合加压包扎。

2. 手术治疗　对无缺损或缺损少的新鲜导管瘘可行导管端 - 端吻合术。对导管断裂处接近口腔的新鲜或陈旧者,可行将导管开口移植于口腔内的导管改道术。对陈旧性导管瘘口靠近腺门且为不完全瘘者,可做瘘管封闭术。对既不能行导管吻合,又不能行导管改道者,可行口腔黏膜导管再造术。若腺体有慢性炎症,以上方法均失败者,可考虑行腮腺切除术。

3. 药物治疗　应用副交感神经抑制剂抑制唾液分泌,如阿托品等。避免进食酸性或刺激唾液分泌的食物。

第三节　舍格伦综合征

【病因】

是一种以侵犯外分泌腺为主的自身免疫性疾病,主要累及唾液腺和泪腺,又称干燥综合征。病因目前不十分明确,可能与病毒感染、遗传和性激素异常等因素有关。

【诊断及鉴别诊断】

1. 多见于中年以上女性,男女比约为 1∶10。

2. 发病缓慢,病期较长。

3. 眼干、畏光、疼痛、有异物感或摩擦感或烧灼感、视物疲劳,泪腺肿大可致睁眼困难,睑裂变小。

4. 口干、舌颊及咽喉部灼热、味觉异常,严重者言语、咀嚼及吞咽困难。口底唾液池消失、唇舌黏膜发红、舌裂纹、舌背乳头萎缩,舌面光滑潮红。龋齿发病率增加。

5. 唾液腺肿大,多为双侧,以腮腺最为常见,表现为腮腺呈弥漫性肿大或反复肿胀,边界不明显,表面光滑。少数病例可触及一个或数个结节状肿块,质地中等偏软,无压痛,边界常不清楚,此为类肿瘤型干燥综合征。如无继发感染时,触诊腺体有韧实感,无压痛,挤压腺体可见导管口有很少或无唾液流出。如有继发性感染,腮腺微有压痛,挤压腺体可见有浑浊的雪花样唾液或脓液从导管口流出。有时可伴下颌下腺、舌下腺及小唾液腺肿大。

6. 常伴有类风湿性关节炎、系统性红斑狼疮、硬皮病及多发性肌炎等结缔组织疾病。

7. 部分患者伴有呼吸道分泌腺和皮肤外分泌腺受累,表现为鼻腔黏膜干燥、结痂,喉及支气管干燥,严重可出现声嘶,皮肤干燥或萎缩。

8. 少数患者可伴有肾、肝、肺、甲状腺及中枢神经系统等多种器官的病变。

9. 极少数患者可发生恶变。

10. 施墨试验泪液流量测定 <5mm/5min。

11. 四碘四氯荧光素染色常发现在暴露的睑裂角膜部位有不同程度的荧光着色。

12. 唾液流量测定 静态全唾液量 <1mL/min,刺激性全唾液流量低于 3mL。

13. 唾液腺造影主要表现为排空功能迟缓,唾液腺末梢导管扩张。

14. 放射性核素功能测定早期表现为唾液腺分泌功能下降,摄取功能无明显改变。在晚期则表现为摄取和分泌功能均下降。

15. 实验室检查常有血沉加快、免疫球蛋白升高,类风湿因子、抗核抗体、SS-A、SS-B 等阳性。

16. 唇腺活检主要表现为腺实质萎缩、腺小叶内淋巴细胞和浆细胞浸润、导管扩张及导管细胞化生。

17. 应注意与慢性复发性腮腺炎相鉴别,类肿瘤型干燥综合征应注意与腮腺肿瘤相鉴别。

【治疗原则及方案】

1. 对症治疗　眼干用 0.5% 甲基纤维索滴眼。口干用人工唾液湿润口腔。也可用催唾剂刺激唾液分泌,如茴三硫(环戊硫酮)和西维美林等。注意口腔卫生,减少逆行性感染。

2. 抗炎治疗　伴发急性炎症时应用抗生素。

3. 免疫治疗　包括免疫调节剂和免疫抑制剂。免疫调节剂如胸腺肽、干扰素等,免疫抑制剂如雷公藤多苷、羟氯喹和强的松等。

4. 中药治疗　有一定疗效,原则为"养阴生津,清热润燥"。

5. 手术治疗　结节型干燥综合征可考虑手术切除受累腺体,以防恶变。单发性病变、腺体破坏严重、或继发感染明显者,也可考虑手术切除。

6. 其他治疗　针刺及低电压刺激治疗可促进唾液分泌,缓解口干症状。

第四节　唾液腺瘤样病变

一、唾液腺黏液囊肿

【病因】

口腔黏膜下小唾液腺因导管口阻塞、分泌物潴留或唾液外渗而形成。

【诊断与鉴别诊断】

1. 好发于下唇及舌尖腹侧,其次为上唇、颊、口底及腭部。

2. 囊肿位于口腔黏膜下,表面仅覆盖一薄层黏膜,呈半透明或浅蓝色水泡状。大多为黄豆至樱桃大小,质地软而有弹性,边界清楚。

3. 易破裂,流出蛋清样透明黏稠液体,囊肿消失。囊破裂处愈合后,又再次形成囊肿。

4. 囊肿反复破损后,表面透明度减低,表现为较厚的白色瘢痕状突起。

5. 囊肿较小而位置较深时,应注意与小唾液肿瘤和小静脉畸形等相鉴别。

【治疗原则及方案】

1. 手术治疗 切除囊肿及与囊肿相连的腺体。对有瘢痕形成的复发性囊肿,应将囊肿和瘢痕一并切除。

2. 保守治疗 对不能配合手术者,可向囊腔内注入 20% 氯化钠 0.2~0.5mL,停留 2~3min 后再抽出,注意在注射前将囊液抽尽。

二、舌下腺囊肿

【病因】

由于创伤导致舌下腺腺体或导管破裂,分泌的黏液外渗入周围组织间隙所形成的外渗性囊肿。

【诊断与鉴别诊断】

1. 好发于儿童及青少年。

2. 临床上可表现为 3 种类型,即单纯型、口外型、哑铃型。

3. 单纯型最为多见,占大多数,为典型舌下腺囊肿表现。囊肿位于下颌舌骨肌以上的舌下及口底区,呈浅紫蓝色,扪之柔软有波动感。

4. 口外型(潜突型)舌下腺囊肿表现为下颌下区肿物,口底区囊肿表现不明显,触诊柔软,与皮肤无粘连,不可压缩。

5. 哑铃型舌下腺囊肿为以上两种混合型,在口内舌下口底区及口外下颌下区均可见囊性肿物。

6. 3 种类型舌下腺囊肿穿刺均可抽出黏稠蛋清样液体,借此点可与口底皮样囊肿和表皮样囊肿、下颌下区大囊型淋巴管畸形(囊性水瘤)相鉴别。

7. 大型囊肿或伴有继发感染时,可出现肿胀、疼痛,将舌推向后上方,形成"双重舌",影响进食及语言,严重者引起呼吸困难。

【治疗原则及方案】

手术治疗 行口内切口,手术切除舌下腺,将囊腔内囊液吸净,尽量摘除囊壁,但如单有残留部分囊壁不致造成复发。对全身情况不能耐受手术患者或婴儿,可行袋形缝合术,视情况后期行舌下腺切除。

三、唾液腺良性肥大

【病因】

是一种非肿瘤、非炎症性、慢性、复发性、无痛性肿大的唾液腺疾病,又称唾液腺肿大症或唾液腺退行性肿大。确切病因尚不清楚,目前认为与内分泌紊乱、营养不良和自主神经功能失调有关。

【诊断与鉴别诊断】

1. 多见于中老年人,常为双侧发病,偶见单侧。

2. 腮腺是最常发病的唾液腺,少数发生于下颌下腺。

3. 表现为唾液腺逐渐弥漫性肿大,无痛,可时大时小,但不会完全消除,肿胀反复发作。

4. 触诊腺体柔软并均匀一致,病程较久者则稍硬韧,但无压痛,也无肿块。

5. 导管口无红肿,挤压腺体有清亮唾液从导管口溢出。有时可有唾液分泌减少,但无明显口干。

6. 常伴有肝病、糖尿病、甲状腺、性腺或其他内分泌功能紊乱,营养不良,植物神经功能失调以及长期服用抗高血压药物史等。

7. 超声检查表现为腺体增大,无局限性回声异常,有时内部回声可增强;唾液腺造影表现为腺体明显增大,但形态多正常,排空功能稍迟缓。

8. 注意与唾液腺肿瘤和干燥综合征相鉴别,前者一般为单侧发病,超声检查腺体内有占位性病变。后者唾液腺造影片上末梢导管扩张,排空功能迟缓明显,免疫学检查多有异常。

【治疗原则及方案】

1. 保守治疗 有酸胀不适者,可按摩腺体,咀嚼无糖口香糖或口含维生素 C 片等催唾剂促进唾液分泌,减轻症状。

2. 病因治疗 对有内分泌紊乱、营养不良和自主神经功能失调者,应多学科会诊治疗。

3. 观察随访 对青春发育期患者,可不做处理。

第五节 唾液腺发育异常

一、唾液腺发育不全和先天缺失

【病因】

病因尚不清楚,可能与遗传有关,一些外胚叶发育不全患者也可导致腮腺和下颌下腺缺失或发育不全。

【诊断与鉴别诊断】

1. 可发生于任何唾液腺,可单侧也可双侧。

2. 单侧发生时,其他唾液腺可代偿性增大。

3. 多个唾液腺先天缺失或严重发育不全时,常有口干症状,有时可见猖獗龋、念珠菌感染和咽喉炎等。

4. 常可见唾液腺导管口未发育或不能探及进入。

5. CT 和超声检查可见腺体缺失或不全;放射性核素检查表现为正常唾液腺区无放射性浓聚现象,或仅有少量放射性分布,影像模糊不清。

6. 注意与眼 - 耳 - 牙 - 指综合征相鉴别。唾液腺发育不全和先天缺失有时为眼 - 耳 - 牙 - 指综合征表现的一部分,同时有鳃弓综合征、泪器异常、附耳、先天性牙缺失或过小牙及颌骨畸形等头颈部的异常。

【治疗原则及方案】

对症治疗　目前尚无有效的治疗方法,对有口干、念珠菌感染和咽喉炎患者行相应对症处理。

二、迷走唾液腺和异位唾液腺

【病因】

目前病因不清。

【诊断与鉴别诊断】

1. 腮腺和下颌下腺均可发生迷走或异位,可单侧或双侧发生。

2. 迷走唾液腺多无症状,最常发生于颈侧、咽部和中耳,也偶见下颌骨体内。

3. 迷走唾液腺表现为部分唾液腺位于正常情况下不含唾液腺组织的部位,而正常唾液腺可存在。

4. 迷走唾液腺无导管系统,进食时不能分泌唾液,但可形成涎瘘。

5. 异位腮腺常沿咬肌前缘或下缘异位,在颞部耳前区皮下可形成凸起的肿块,进食时可有发胀感。

6. 异位下颌下腺可异位至腭扁桃体窝、下颌舌骨肌之上、舌下间隙,有时与舌下腺融合。

7. 异位唾液腺可继发涎瘘、炎症、囊肿或肿瘤。

8. 唾液腺造影可见唾液腺移位部位明显凸起,表现为发育不全的唾液腺;CT 检查可见异位腺体呈软组织密度,正常腺体部位的腺体缺失;放射性核素检查见异位腺体部位放射性核素浓聚。

9. 应注意与异位部位的原发肿瘤相鉴别。

【治疗原则及方案】

1. 观察随访　无症状者不需治疗。

2. 手术治疗　继发涎瘘、炎症、囊肿和肿瘤时可手术切除。

三、先天性唾液腺导管异常

【病因】

病因尚不清楚,部分病例有家族史,可能与遗传有关。

【诊断与鉴别诊断】

1. 先天性唾液腺导管异常非常罕见,可单侧或双侧发病,包括导管缺失或导管闭锁、导管扩张和开口位置异常。

2. 先天性导管缺失或导管闭锁常表现为潴留性囊肿,即唾液腺区出现无痛性肿块,柔软,有波动感,边界不清,穿刺可抽出无色透明液体,淀粉酶阳性。

3. 导管开口位置异常可表现为腮腺导管口异位于口角,下颌下腺导管口异位于腭部等。

4. 导管扩张一般无自觉症状,继发感染时表现为腮腺或下颌下腺反复肿胀,可扪及沿导管走行的囊性肿块,挤压腺体时导管口有大量清亮唾液流出,继发感染较重者,可为黏稠分泌物。

5. 超声检查潴留性囊肿可见病变为无回声区,后壁及后方回声明显增强;唾液腺造影检查先天性导管扩张可表现主导管扩张或末梢导管扩张,病变位于主导管时主导管呈高度扩张的囊状,导管壁光滑,而病变位于末梢导管时呈点状或球状扩张。

6. 应注意与唾液腺结石病及损伤导致的导管阻塞相鉴别。

【治疗原则及方案】

1. 保守治疗　早期病变无症状者不需治疗;导管扩张无继发感染者,可多饮水,按摩腺体帮助唾液排空,保持口腔卫生,以防继发感染。

2. 药物治疗　有急性炎症时可用抗生素。

3. 手术治疗　先天性导管缺失或导管闭锁导致潴留性囊肿时应行囊肿

及其与囊肿粘连的部分腺体切除术;唾液腺主导管呈囊状扩张者一般应行腺体及导管全长切除。

第六节 流 涎 症

【病因】

流涎症是指唾液分泌增多或吞咽功能障碍等造成唾液流出口角或频繁吞咽、外吐的一组症候群,又称唾液增多症。分为生理性流涎症、病理性流涎症和原发性流涎症。生理性流涎症是由于婴幼儿的吞咽调节活动尚不健全,以及在牙萌出时反射性刺激唾液分泌增多所致;病理性流涎症常由帕金森病、脑瘫等神经性疾病导致吞咽功能障碍和感觉障碍,先天性发育不良和解剖结构异常,以及口腔炎症、药物等引起唾液分泌增多所导致;原发性流涎症是由于不明原因的唾液分泌增多所导致。

【诊断与鉴别诊断】

1. 表现为唾液不自主溢出口角,频繁的吞咽、外吐唾液,说话时唾液飞溅,有时可伴口臭。

2. 严重者流出的唾液常常浸湿床上用品,衣服,玩具,书本等,需要频繁更换服装。

3. 部分患者进食和说话时发生呛咳,仰卧时唾液常流入气管,引起咳嗽,甚至引起吸入性肺炎。

4. 对于有一定认知能力的个体,常常有自卑及抑郁。

5. 生理性流涎症发生在 4 岁前的婴幼儿,一般在 15~18 个月时流涎症自行终止。4 岁以后若未消失,则通常被视为病理性流涎。

6. 病理性流涎症常伴有导致流涎的病因,如脑性瘫痪、帕金森病、重症肌无力、面瘫、呆小症、先天性发育不良及脑外伤等导致口咽、面部肌肉运动异常及吞咽障碍的疾病;有时也可由口腔炎症、胃食管疾病及药物等导致唾液异常分泌增多所致。

7. 原发性流涎症多发生于年轻人,无全身及局部导致唾液异常分泌增多的原因,无吞咽功能障碍,静态唾液流率大于 0.5mL/min。

8. 应注意生理性流涎症、病理性流涎症和原发性流涎症的相互鉴别。

【治疗原则及方案】

1. 保守治疗 对生理性流涎一般只行观察随访;病理性流涎应首先去除流涎局部刺激因素;对有吞咽功能障碍者应行口颌功能训练治疗。

2. 药物治疗 对病理性流涎症和原发性流涎症一般可用抗胆碱类药物,如阿托品、东莨菪碱、普鲁苯辛等,应注意药物的不良反应;目前证明用肉毒毒素局部注入下颌下腺、腮腺或根据情况两者同时注射可获得较好疗效,且并发症少,但维持疗效时间短,平均 4~10 个月需重复注射。

3. 手术治疗 对严重病理性流涎症可行下颌下腺切除、部分腮腺切除、下颌下腺和/或腮腺导管结扎或向后移位改道;对原发性流涎症可行切断颌下神经节节前副交感神经纤维,也可同时切除舌下腺。

4. 放射治疗 不能承受手术及药物治疗者,可对唾液腺局部行小剂量放射治疗。

5. 心理治疗 有心理障碍者,应行心理疏导,缓解精神压力,应与医学心理学与精神病学专科医师联合治疗。

第七节　唾液腺良性肿瘤

一、多形性腺瘤

【病因】

来源于唾液腺上皮组织,为最常见的唾液腺肿瘤,又称为混合瘤。

【诊断与鉴别诊断】

1. 可发生于任何年龄,但以 30~50 岁多见,女性多于男性。

2. 好发于腮腺,其次为腭腺和下颌下腺。多为单侧发病,极少数双侧同时发生。

3. 肿块生长缓慢,常无疼痛等自觉症状,病史较长。

4. 肿瘤呈球状或不规则状,周界清楚,扪诊质地中等,表面光滑或呈结节状,多为实质,少数可有囊性变。

5. 肿块一般可活动,但位于颌后区和硬腭者,因位于骨性间隙或因表面组织致密,肿瘤活动度较差。

6. 肿瘤体积较大时,可造成面部畸形,但一般无功能障碍。发生于腮腺深叶者,当体积较大时,可见咽侧或软腭膨隆,出现咽部异物感或吞咽障碍。

7. 可发生恶变。当肿瘤突然出现生长加速、移动性减少甚至固定、疼痛或瘙痒或虫爬感等感觉异常以及面神经麻痹现象,则提示可能出现恶变。

8. 超声检查一般表现为圆形或类圆形,边界清楚,内部回声较均匀。CT 值多为 30~45Hu,表现为边界清楚,边缘光滑的圆形或类圆形,内部密度较均匀一致,当静脉增强时,肿瘤密度增高,可达 60Hu 以上;MRI 检查在 T_1 加权显像时为低信号或中等信号,T_2 加权像为高信号;放射性核素显像表现为"冷结节"或"温结节"。

9. 注意与唾液腺其他良性肿瘤或多形性腺瘤恶变相鉴别,最终确诊需结合组织病理学检查。

10. 对于临床诊断或高度可疑为多形性腺瘤者,术前不应行部分肿瘤组织切取活检,可采用外径为 0.6mm 的细针穿刺行涂片细胞学检查或手术中冰冻组织病理学检查。

【治疗原则及方案】

手术切除 应从肿瘤包膜外的正常组织处切除。腮腺多形性腺瘤应采取保存面神经的腮腺浅叶或全腮腺及肿瘤切除术,位于腮腺浅叶内直径小于 3cm 的肿瘤可采用包括肿瘤及周围 1cm 正常腺体的腮腺部分切除术。下颌下腺多形性腺瘤应将肿瘤及下颌下腺一并切除。小唾液腺肿瘤应在距肿瘤边缘 0.5cm 以上正常组织内切除肿瘤。腭部小唾液腺肿瘤应自骨膜掀起而不保留骨膜,如果骨膜受累,还应切除相应部分骨组织。

二、沃辛瘤

【病因】

沃辛瘤(Warthin tumor)又称腺淋巴瘤。其发生与淋巴结有关,即在胚胎发育时期,腺体组织可以迷走到尚未形成包膜的淋巴结中,其后包裹在形成包膜的淋巴结中的迷走腺体组织发生的肿瘤病变。常有吸烟史,发病可能与吸烟有关。

【诊断与鉴别诊断】

1. 好发于中老年人,男性多于女性(比例约为 6 : 1),常有吸烟史。

2. 肿瘤多位于腮腺后下极,无明显自觉症状,可有时大时小的消长史。

3. 扪诊肿瘤呈圆形或卵圆形,周界清楚,表面光滑,质地中等偏软,有时有弹性感。

4. 具有多发性,约有 12% 患者发生在双侧腮腺,有时在一侧腮腺可出现多个肿瘤。

5. 超声检查表现为肿瘤内部回声区被线状强回声分隔成网格状。

6. ^{99m}Tc 核素显像检查呈"热"结节,这一特征有助于诊断。

7. 术中见肿瘤呈紫褐色,剖面可见囊腔形成,内含干酪样或黏稠液体,易误诊为结核或囊肿。

8. 注意与腮腺其他良性肿瘤相鉴别,最终确诊需结合组织病理学检查。

【治疗原则及方案】

手术治疗 肿瘤位于腮腺后下极者,应行肿瘤连同周围 0.5cm 以上正常腺体的部分腮腺切除术,并清除腮腺后下部及周围的淋巴结;肿瘤位于耳前区者,可采取保留面神经的肿瘤及腮腺浅叶切除术;肿瘤在腮腺呈多发性者,宜行全腮腺切除及面神经解剖术。

三、基底细胞腺瘤

【病因】

病因尚不清楚。

【诊断与鉴别诊断】

1. 多发于老年人,以 60~80 岁多见。

2. 最常发于腮腺,其次下颌下腺,小唾液腺发病少见,多发生于上唇及颊部。

3. 大多表现为无痛性肿块,生长缓慢,边界清楚,表面光滑,活动。

4. 大多肿块呈实性,少数病例肿块的部分可呈囊性。

5. 超声、CT 和 MRI 检查类似前面的多形性腺瘤表现。

6. 应与其他唾液腺良性肿瘤和恶性肿瘤相鉴别。最终确诊需结合组织病理学检查,组织病理学分为实体型、梁状型、管状型及膜型四类,均属良性。

7. 膜型基底细胞腺瘤具有明显的家族发病倾向。1/3 以上患者伴有多发性头皮肿瘤,也可伴发其他部位皮肤肿瘤。

8. 发生于腮腺的膜型基底细胞腺瘤常呈多发性结节。

【治疗原则及方案】

手术治疗 发生于下颌下腺内的基底细胞腺瘤应将肿瘤及下颌下腺一并切除;发生于小唾液腺者应在距肿瘤边缘 0.5cm 以上正常组织内切除肿瘤;发生于腮腺内者应切除肿瘤及周围部分正常腺体,膜型基底细胞腺瘤常呈多发性结节,宜行保留面神经的全腮腺腺叶切除。

四、嗜酸性腺瘤

【病因】

病因尚不清楚。

【诊断与鉴别诊断】

1. 多见于老年男性,男女发病无明显差异。

2. 肿瘤好发于腮腺,其次为下颌下腺及小唾液腺。

3. 部分患者(约 7%)可发生于双侧腮腺,肿瘤呈多灶性。

4. 肿瘤生长缓慢,无疼痛或其他自觉症状。

5. 肿瘤呈圆形或卵圆形,质地稍硬,活动,表面光滑,有时呈结节状。

6. 超声检查表现为肿块不规则形或椭圆形,内部以低回声为主,分布不均匀,局部有无回声区或稍强回声区,肿块后方有回声增强,边界清楚,包膜有反射光带,内部血流信号一般。

7. ^{99m}Tc 核素显像检查呈"热"结节,此点应注意与沃辛瘤相鉴别,最终确诊需结合组织病理学检查。

【治疗原则及方案】

手术治疗 下颌下腺嗜酸性腺瘤应将肿瘤及下颌下腺一并切除;小唾液腺肿瘤应在距肿瘤边缘 0.5cm 以上正常组织内切除肿瘤;发生于腮腺内应切除肿瘤及周围部分正常腺体,如肿瘤呈多灶性,应行保留面神经的全腮腺腺叶切除。

五、肌上皮瘤

【病因】

主要由肌上皮细胞过度增生而产生。

【诊断与鉴别诊断】

1. 好发于腮腺,其次小唾液腺(多为腭部),下颌下腺及其他部位小唾液腺较少见。

2. 肿瘤生长缓慢,无痛及其他自觉症状。

3. 肿瘤呈圆形或椭圆形,界限清楚,表面光滑,质地中等偏硬,肿块活动,发生于腭部者常有囊性变。

4. 超声、CT 和 MRI 检查类似前面的多形性腺瘤,没有特征表现。

5. 需依靠病理学与其他唾液腺肿瘤相鉴别。

【治疗原则及方案】

手术治疗　应切除肿瘤及周围部分正常组织或唾液腺组织,下颌下腺肿瘤连同下颌下腺一并切除。

六、囊腺瘤

【病因】

病因尚不清楚。

【诊断与鉴别诊断】

1. 多发于 60~89 岁的老年人,女性发病高于男性。

2. 好发于腮腺,唇、颊和腭的小唾液腺。

3. 表现为缓慢生长的无痛性肿块,质地中等,边界欠清,可活动。

4. 肿块大多相对较小,直径一般小于 1cm,常有囊性变。

5. 超声检查表现为肿瘤密度不均,内有小液性暗区,也可呈分隔多灶性,肿瘤后方回声增强或稍增强,周界欠清,可见包膜反射光带。

6. 需依靠病理学确诊并与其他唾液腺肿瘤相鉴别。

【治疗原则及方案】

手术治疗 应切除肿瘤及周围部分正常组织或唾液腺组织。

七、管状腺瘤

【病因】

病因尚不清楚。

【诊断与鉴别诊断】

1. 多发于 60 岁以上老年人,男女发病无明显差异。

2. 绝大多数发生于小唾液腺,最常见是上唇部,其次是颊部。其他部位的小唾液腺和大唾液腺少见发病。

3. 表现为逐渐增大的肿块,无疼痛等不适症状,表面黏膜色正常或略呈蓝紫色。

4. 肿块直径一般不超过 2cm,扪之为实质性或有波动感。

5. 具有多发性和多灶性的特点。

6. 最终确诊需结合组织病理学检查并与其他唾液腺肿瘤相鉴别。

【治疗原则及方案】

手术治疗 在肿瘤周围正常组织内行手术切除。

八、导管乳头状瘤

【病因】

来源于排泄管或小叶间导管组织,其病因可能与感染或损伤有关。

【诊断与鉴别诊断】

1. 多发于中年和老年人,男女发病无明显差异。

2. 绝大多数发生于小唾液腺,大唾液腺罕见发病。

3. 表现为无痛性肿块,边界清楚,质地中等偏硬。

4. 最终确诊需结合组织病理学检查。组织病理学分类分为内翻性导管乳头状瘤、导管内乳头状瘤和乳头状唾液腺瘤,不同类型临床上可有以下差异。

(1)内翻性导管乳头状瘤多发于唇和颊部小唾液腺,直径一般不超过1.5cm,表面黏膜有时可见小孔或凹陷。

(2)导管内乳头状瘤多发于唇、颊和腭部小唾液腺,少数可发生于腮腺和下颌下腺。

(3)乳头状唾液腺瘤多发于腭部小唾液腺,常表现为外生性生长的乳头状肿块,常误诊为乳头状瘤,应注意与乳头状瘤相鉴别。最终确诊需结合组织病理学检查。

【治疗原则及方案】

手术治疗 在肿瘤周围正常组织内行手术切除。

第八节 唾液腺恶性肿瘤

一、黏液表皮样癌

【病因】

来源于唾液腺上皮组织的恶变,病因不清,是唾液腺恶性肿瘤中最常见者。

【诊断及鉴别诊断】

1. 可发生于大小唾液腺,大唾液腺多发于腮腺,小唾液腺多发于腭腺,其次为磨牙后腺。

2. 女性较男性多见,40~60岁为发病高峰。

3. 高分化黏液表皮样癌病史常较长,表现为无痛性肿块,活动度较差,边界清或不清,质地偏硬,少数肿瘤的部分区域可呈囊性,破溃后流出淡黄色黏稠分泌物。

4. 腭部及磨牙后区的高分化黏液表皮样癌有时可呈囊性表现,肿块区域呈淡蓝色,质地软,穿刺可抽出少量血性紫黑色液体,需与囊肿或静脉畸形相鉴别。

5. 低分化黏液表皮样癌生长较快,常有疼痛,肿瘤边界不清,与周围组织粘连,活动度差。腮腺低分化黏液表皮样癌常累及面神经导致面瘫。

6. 高分化黏液表皮样癌很少发生颈淋巴结或血行转移,但低分化黏液表皮样癌颈淋巴结转移率较高,且可出现血行转移。

7. 超声和CT检查表现为肿瘤边界不清楚,形态不规则,内部回声强度不均匀。

8. 高分化黏液表皮样癌常与唾液腺良性肿瘤的临床表现相似,应注意鉴别,最终确诊需结合组织病理学检查。

9. 对于临床初步诊断为包括黏液表皮样癌的所有唾液腺恶性肿瘤,术前均不应行部分肿瘤组织切取活检,可采用外径为0.6mm的细针穿刺行涂片细胞学检查或手术中冰冻组织病理学检查,最终确诊仍需术后组织病理学检查,发生于小唾液腺者TNM分期见附录一,发生于大唾液腺者TNM分期见附录十。

【治疗原则及方案】

1. 手术治疗　手术为主要的治疗方法。

（1）原发灶切除:发生于腮腺者应行肿瘤及腮腺全叶切除术,如肿瘤波及腮腺外,应行扩大切除术。如术前已有面瘫或术中见面神经穿过瘤体或面神经与瘤体粘连难以分离,均应切除面神经,视情况行面神经吻合或神经移植。发生于腭部者如无骨破坏也应行周围部分骨切除,如有骨质破坏,视骨质破坏范围行上颌骨部分切除,或上颌骨次全或上颌骨全切除。

（2）颈淋巴组织清扫:对 N_0 期高分化黏液表皮样癌不做选择性颈淋巴结清扫术,若证实有转移者应行根治性颈淋巴结清扫术。对低分化者 N_0 期宜行选择性颈淋巴结清扫术,若证实有转移者应行根治性颈淋巴结清扫术。

2. 放射治疗 术后如有不良预后因素,应行根治性放射治疗。不良预后因素包括:为低度或中度分化、近切缘或切缘阳性、区域淋巴结转移、神经或神经周围或淋巴管或血管受侵。

3. 药物治疗 化学药物治疗常用药物有氟尿嘧啶、金属铂类和紫杉醇类抗癌药物,多为联合用药。一般用于有全身转移者或与放疗联合应用,即放化疗。

4. 随访 对高分化黏液表皮样癌随访原则同前舌癌,对低分化黏液表皮样癌原则同前纤维肉瘤。

二、腺样囊性癌

【病因】

来源于唾液腺腺上皮细胞和肌上皮细胞的恶变,具体病因不清。

【诊断及鉴别诊断】

1. 多发于中年和老年人,30~50 岁为发病高峰,女性较男性多见。

2. 最常发生于腭部小唾液腺及腮腺,其次为下颌下腺。发生于舌下腺的肿瘤多为腺样囊性癌。

3. 大多数肿瘤生长缓慢,病程较长。

4. 扪及肿块形态不规则,边界清或不清,质地较硬。

5. 可有自发痛、触痛,少数患者疼痛可放射到头颈其他部位。

6. 口腔内小唾液腺腺样囊性癌累及黏膜时,常可见有明显的呈网状扩张的毛细血管。

7. 极易侵犯神经,常伴有相应神经功能障碍。腮腺肿瘤可出现面瘫,下颌下腺肿瘤侵犯舌神经或舌下神经而出现舌麻木或舌运动障碍。

8. 易发生血行转移,远处转移率高达40%,最为常见为肺转移,其次为肝、骨。

9. 颈淋巴结转移率很低,但舌根部的腺样囊性癌颈淋巴结转移率较高。

10. 超声检查腺样囊性癌多呈实性不均匀低回声表现,局部可见无回声区;CT检查多表现为软组织肿块,肿瘤内部可以出现囊性变和坏死,密度不均匀,呈低密度筛样改变;MRI检查多表现为T_1WI上的低信号或中等信号,T_2WI上的混合高信号。

11. 应与多形性腺瘤、基底细胞腺癌、唾液腺导管癌等相鉴别,确诊仍需结合组织病理学检查,发生于小唾液腺者TNM分期见附录一,发生于大唾液腺者TNM分期见附录十。

【治疗原则及方案】

1. 手术治疗 手术为主要的治疗方法。

（1）原发灶切除:发生于腮腺者应行肿瘤及腮腺全叶切除术,如肿瘤波及腮腺外,应行扩大切除术,术中如发现面神经与肿瘤贴近,即使无面瘫症状,也应考虑切除面神经;原发于下颌下腺者,应行下颌下三角内容切除术,若发现舌神经或舌下神经增粗、变色呈紫红色时均应切除神经,并逆行追踪切除;原发于舌下腺者,应行口底内容清除术,包括切除舌神经,并逆行切除至尽可能靠近颅底区;原发于腭部软硬腭交界处者,应将原发灶的切除扩大到包括翼板或翼腭管在内的整块切除,完整切除腭大血管神经束。

（2）颈淋巴组织清扫:腺样囊性癌的颈淋巴结转移率低,N_0期患者原则上不作选择性颈淋巴结清扫术;发生于舌根部者,可考虑作选择性颈淋巴结清扫术;若证实有颈转移者应行根治性颈淋巴结清扫术。

2. 放射治疗 术后一般应常规行放射治疗;在腮腺区有可疑肿瘤残存时也可在术中行^{125}I放射性粒子组织间植入。

3. 药物治疗 腺样囊性癌易发生血行转移,术后宜给予化疗。常用药物有金属铂类、长春新碱、5-FU、羟喜树碱,多为联合用药。

4. 随访 原则同纤维肉瘤。

三、腺泡细胞癌

【病因】

来源于唾液腺上皮组织的低度恶性肿瘤,具体病因尚不清楚。

【诊断及鉴别诊断】

1. 可发生于任何年龄,多见于 30~50 岁,女性较男性发病率高。

2. 75% 以上发生于腮腺,其次为小唾液腺、下颌下腺,也可罕见发生于下颌骨中心及颈部淋巴结内。

3. 约 3% 的肿瘤可发生于双侧腮腺。

4. 表现为生长缓慢的无痛性肿块,呈圆形或椭圆形或结节状,边界较清,质地较硬,大多较活动,部分活动度较差,少数可有压痛。

5. 颈淋巴结及远处转移率很低。

6. 影像学检查常缺乏特异性表现,应注意与唾液腺其他良、恶性肿瘤鉴别,确诊仍需结合组织病理学检查,发生于小唾液腺者 TNM 分期见附录一,发生于大唾液腺者 TNM 分期见附录十。

【治疗原则及方案】

1. 手术治疗 为主要的治疗方法。

（1）原发灶切除:发生于腮腺者应行肿瘤及腮腺全叶切除术,如肿瘤与面神经粘连或复发患者应同时切除面神经,根据情况考虑行同期神经移植修复;发生于腭部小唾液腺者应根据肿瘤波及范围行上颌骨部分或次全或全切除术。

（2）颈淋巴组织清扫:N_0 期患者不做选择性颈淋巴结清扫术;对颈淋巴结肿大临床怀疑有转移者可行选择性颈淋巴结清扫术,若证实有颈转移者应行根治性颈淋巴结清扫术。

2. 放射治疗 对手术切缘阳性、神经或神经周围受侵、淋巴结转移包膜外受侵、淋巴管或血管受侵者,应行术后放疗。

3. 药物治疗 对有远处转移者,术后应进行化疗。

4. 随访 原则同舌癌。

四、唾液腺导管癌

【病因】

来源于唾液腺叶间导管及排泄管储备细胞的高度恶性肿瘤,具体病因尚不清楚。

【诊断及鉴别诊断】

1. 多发于 50 岁以上,男性发病明显多于女性。

2. 大多发生于腮腺,其次为下颌下腺、舌下腺,小唾液腺很少见。

3. 肿瘤生长迅速,病程多在半年之内,常有局部疼痛症状。

4. 肿瘤表现为椭圆形或不规则形实性肿块,边界不清,质地较硬,不活动,常波及周围组织。

5. 常伴有神经受侵症状。发生于腮腺者约 50% 有不同程度的面瘫症状,发生于下颌下腺者可有舌运动障碍和舌麻木。

6. 颈淋巴结转移率高,并易发生远处转移,以肺最为常见,其次为肝、骨等部位。

7. 超声检查表现为边界不清,形态不规则,内部回声高度不均匀。

8. 注意与黏液表皮样癌、腺样囊性癌和鳞状细胞癌等其他唾液腺恶性肿瘤相鉴别,确诊仍需结合组织病理学检查,发生于小唾液腺者 TNM 分期见附录一,发生于大唾液腺者 TNM 分期见附录十。

【治疗原则及方案】

1. 手术治疗 为主要的治疗方法。

（1）原发灶切除：发生于腮腺者应行肿瘤及腮腺全叶或扩大切除术，除肿瘤很小且远离面神经外，一般应同时切除面神经；发生于下颌下腺者，如肿瘤已粘连或怀疑侵犯舌神经和舌下神经，亦应予以扩大切除。

（2）颈淋巴组织清扫：对 N_0 期患者亦需行选择性颈淋巴结清扫术；对颈淋巴结肿大怀疑有转移者或证实有颈转移者应行根治性颈淋巴结清扫术。

2. 放射治疗 术后应常规行放射治疗。

3. 药物治疗 远处转移率高，术后宜给予化疗，常用药物有环磷酰胺、5-氟尿嘧啶和金属铂类药物。

4. 随访 原则同纤维肉瘤。

五、基底细胞腺癌

【病因】

病因尚不清楚，部分是由基底细胞腺瘤恶变而来。

【诊断及鉴别诊断】

1. 多发于中年和老年人，男女发病无明显差别。

2. 腮腺是主要的发病部位，其次为下颌下腺及小唾液腺。

3. 表现为生长较缓慢的肿块，大多无明显症状，少数可出现疼痛。

4. 肿块表面光滑或结节状，质地硬，一般与周围组织不粘连，肿块活动。

5. 少见发生颈淋巴结转移和远处转移。

6. 基底细胞腺癌的恶性征象多不明显，应注意与多形性腺瘤、沃辛瘤和基底细胞腺瘤等唾液腺良性肿瘤相鉴别，确诊仍需结合组织病理学检查。发生于小唾液腺者 TNM 分期见附录一，发生于大唾液腺者 TNM 分期见附录十。

【治疗原则及方案】

1. 手术治疗 基底细胞腺癌为低度恶性肿瘤，以手术治疗为主。

（1）原发灶切除：发生于腮腺或下颌下腺者，应行肿瘤连同整个腺体切除术,一般保留面神经,但如术前已有面瘫或术中见面神经穿过瘤体或面神经与瘤体粘连难以分离时,应切除面神经,根据情况考虑行同期神经移植修复。

（2）颈淋巴组织清扫:对 N_0 期患者一般不行选择性颈淋巴结清扫术,若证实有颈转移者应行根治性颈淋巴结清扫术。

2. 放射治疗　对放射线不敏感,仅对手术切缘阳性、神经或血管受侵、淋巴结转移者行术后放疗。

3. 药物治疗　有远处转移者术后可行化疗。

4. 随访　原则同舌癌。

六、嗜酸细胞腺癌

【病因】

主要来自唾液腺导管嗜酸细胞的高度恶性肿瘤,肿瘤可以是原发,也可以由嗜酸细胞腺瘤恶变而来。

【诊断及鉴别诊断】

1. 多发于老年人,男女发病无明显差别。

2. 好发于腮腺,偶见于下颌下腺和小唾液腺。

3. 多表现为无症状的肿物,部分患者可有局部疼痛或麻木。

4. 由嗜酸细胞腺瘤恶变而来者,有肿物突然生长加速表现。

5. 扪及肿瘤质地较硬,界限不清,活动度差。

6. 较易发生颈淋巴结及远处转移。

7. 注意与唾液腺良性肿瘤和其他恶性肿瘤相鉴别,确诊仍需结合组织病理学检查,发生于小唾液腺者 TNM 分期见附录一,发生于大唾液腺者 TNM 分期见附录十。

【治疗原则及方案】

1. 手术治疗　手术为主要治疗方法,由于嗜酸细胞癌侵袭性强,恶性度高,手术切除应彻底。

（1）原发灶切除：应行局部扩大切除；发生于腮腺者,应行肿瘤连同全腺叶切除术,对于神经受侵或粘连者应切除面神经,根据情况考虑行同期神经移植修复。

（2）颈淋巴组织清扫：原发灶直径超过 2cm 者可行选择性颈淋巴结清扫术,若证实有颈转移应行根治性颈淋巴结清扫术。

2. 放射治疗　术后均应辅以放疗。

3. 药物治疗　有远处转移者术后可行化疗。

4. 随访　原则同纤维肉瘤。

七、肌上皮癌

【病因】

90% 以上的肿瘤细胞由肌上皮细胞构成,肌上皮癌可原发,也可由多形性腺瘤恶变而来,具体病因不清。目前认为原发的肌上皮癌恶性程度高,由多形性腺瘤恶变的肌上皮癌恶性程度低。

【诊断及鉴别诊断】

1. 可发生于任何年龄,以青壮年多见,无明显性别差异。

2. 好发于腮腺和腭部小唾液腺,其次为下颌下腺,唇及颊部小唾液腺。

3. 早期大多表现为无明显症状的肿块,无痛,可活动。

4. 随病情发展,可出现疼痛,肿瘤突然生长加速,肿块固定,并可较快地广泛侵犯周围组织及神经,出现面瘫、麻木等相应症状。

5. 易通过血液循环发生远处转移率,也可发生颈淋巴结转移。

6. 肌上皮癌早期多无恶性征象,易误诊为多形性腺瘤等良性肿瘤,应注意鉴别。后期应与唾液腺其他恶性肿瘤相鉴别,但确诊仍需结合组织病理学检查,发生于小唾液腺者 TNM 分期见附录一,发生于大唾液腺者 TNM 分期见附录十。

【治疗原则及方案】

1. 手术治疗 手术为主要治疗方法,手术切除应彻底。

(1)原发灶切除:应按恶性肿瘤原则行原发灶扩大切除。发生于腮腺者,应行肿瘤及全腺叶切除,除早期肿瘤小且与面神经无粘连者可考虑保留面神经外,其他情况均应切除面神经,可考虑神经移植修复。

(2)颈淋巴组织清扫:对 N_0 期患者一般可不行选择性颈淋巴清扫;若颈淋巴结肿大怀疑有转移者,可行选择性颈淋巴清扫;若证实有颈转移应行根治性颈淋巴结清扫术。

2. 放射治疗 对放射不敏感,一般不行术后放疗,仅对手术切缘阳性、神经或血管受侵、淋巴结转移者行术后放疗。

3. 药物治疗 因易发生通过血液循环的远处转移,术后可行化疗,以预防或治疗远处转移。

4. 随访 原则同纤维肉瘤。

八、淋巴上皮癌

【病因】

是一种伴有明显的非肿瘤性淋巴细胞和浆细胞浸润的未分化癌,又称为恶性淋巴上皮病变。病因尚不清楚,目前认为可能与 EB 病毒感染有关。

【诊断及鉴别诊断】

1. 可发生于任何年龄,以中年人多见,男性发病多于女性。

2. 约 80% 发生于腮腺,其次为下颌下腺,小唾液腺很少见,一般为单侧发病。

3. 表现为增长缓慢的无痛性肿物,部分患者可有快速生长的病史。

4. 肿物质地硬,边界不清,活动差。

5. 易发生颈淋巴结转移,通过血液循环远处转移率也较高,主要转移至肺、肝及骨。

6. 应注意与唾液腺良性淋巴上皮病变和恶性淋巴瘤相鉴别,确诊仍需结合组织病理学检查。

【治疗原则及方案】

1. 手术治疗 应按恶性肿瘤原则行原发灶扩大切除。N_0 期患者可行或不行选择性颈淋巴清扫术;若颈淋巴结肿大怀疑有转移者,可行选择性颈淋巴清扫术;若证实有颈转移应行根治性颈淋巴结清扫术。术中可行冰冻组织病理学检查,用以确定颈淋巴结清扫术术式。

2. 放射治疗 唾液腺的淋巴上皮癌对放疗很敏感,术后一般应行放疗。

3. 药物治疗 因通过血液循环的远处转移较高,术后可行化疗。

4. 随访 原则同纤维肉瘤。

九、癌在多形性腺瘤中

【病因】

来自于多形性腺瘤的上皮性恶性肿瘤。

【诊断及鉴别诊断】

1. 多发于中年和老年人,通常发生在 50~70 岁。

2. 最常发生于腮腺,其次为下颌下腺和小唾液腺,在小唾液腺中最常见于腭部。

3. 早期表现为无痛性肿块,周界清楚,质地中等,可活动,该早期表现通常可持续 3 年以上。

4. 随后肿瘤突然生长加速、移动性减少甚至固定、出现疼痛或瘙痒或虫爬感等感觉异常,少数出现面神经麻痹现象。

5. 确诊仍需结合组织病理学检查。病理学检查分为非侵袭型、微侵袭型(肿瘤侵入包膜外等于或小于 1.5mm)和侵袭型(肿瘤侵入包膜外大于 1.5mm)3 类。

6. 应与唾液腺良性肿瘤和其他恶性肿瘤相鉴别。同时还需对非侵袭型、微侵袭型和侵袭型的类型鉴别。非侵袭型和微侵袭型的颈淋巴结转移率及远处转移率低,侵袭型的颈淋巴结转移率及远处转移率均高,远处转移部位依次为肺、骨(特别是脊柱)、腹部和中枢神经系统。

【治疗原则及方案】

1. 手术治疗 为主要治疗方法。

(1)原发灶切除:发生于腮腺者,应行肿瘤及全腺叶切除。对非侵袭型和微侵袭型一般保留面神经,但如术前已有面瘫或术中见面神经穿过瘤体或面神经与瘤体粘连难以分离,应切除面神经。对侵袭型当肿瘤紧贴面神经时应考虑切除面神经;发生于下颌下腺者,应行下颌下腺和肿瘤切除,对侵袭型当肿瘤紧贴舌下神经时应考虑切除舌下神经。

(2)颈淋巴组织清扫:对 N_0 期非侵袭型和微侵袭型患者不做选择性颈淋巴结清扫术,而侵袭型一般应行选择性颈淋巴结清扫术。若证实有颈转移均应行根治性颈淋巴结清扫术。

2. 放射治疗 对手术切除范围足够的非侵袭型和微侵袭型术后一般不行放疗,而侵袭型术后一般常规行放疗。

3. 药物治疗 对侵袭型术后应考虑化疗,3 种类型有远处转移者术后均应行化疗。

4. 随访 对非侵袭型和微侵袭型随访原则同前舌癌,对侵袭型原则同前纤维肉瘤。

十、鳞状细胞癌

【病因】

指原发于唾液腺的鳞状细胞癌,不包括皮肤或邻近部位鳞状细胞癌转移至唾液腺者,目前发病原因尚不清楚。

【诊断及鉴别诊断】

1. 发病率低,多发于中年和老年人,50~70岁为发病高峰,男性多于女性。

2. 发病部位以腮腺为最常见,下颌下腺次之,小唾液腺极少见。

3. 表现为生长迅速的肿块,常伴疼痛,病期短,多在半年以内。

4. 扪及肿块形态不规则,边界不清,质地硬,常与周围组织粘连而不活动。随着肿瘤生长易出现表面皮肤溃破,侵犯咀嚼肌导致张口受限。

5. 发生于腮腺者常有面神经麻痹,发生于下颌下腺者易发生舌下神经功能障碍,表现为患侧舌肌震颤或舌肌萎缩。

6. 易发生颈淋巴结转移,颈淋巴结转移率高,并常波及各组颈深淋巴结。

7. 注意与唾液腺其他恶性肿瘤相鉴别,确诊仍需结合组织病理学检查,发生于小唾液腺者 TNM 分期见附录一,发生于大唾液腺者 TNM 分期见附录十。

【治疗原则及方案】

1. 手术治疗 为主要治疗方法。唾液腺鳞状细胞癌较口腔黏膜鳞状细胞癌恶性程度更高和侵袭性更强,手术切除应彻底。

(1)原发灶切除:发生于腮腺者,应行肿瘤及全腺叶切除或扩大切除术,除早期肿瘤小且与面神经无粘连者可考虑保留面神经,否则应切除面神经。发生于下颌下腺者,肿瘤侵犯舌下神经时应切除舌下神经。

(2)颈淋巴组织清扫:对 N_0 患者一般应作选择性颈淋巴结清扫术,若证实有颈转移应行根治性颈淋巴结清扫术。

2. 放射治疗 术后应常规行放疗。

3. 药物治疗 有远处转移者术后应行化疗。

4. 随访 原则同舌癌。

(杨 凯 陈 丹 唐 洪)

第五章

口腔颌面部感染

第一节　牙周组织感染

一、智齿冠周炎

【病因】

由于牙冠部分萌出,牙冠与冠周组织间形成盲袋导致食物嵌塞、细菌生长、局部咬合损伤及全身抵抗力下降等因素综合作用所导致的炎症。

【诊断与鉴别诊断】

1. 多见于青少年,以 18~25 岁最多见。好发于下颌第三磨牙。

2. 一般可分为早期、急性期和慢性期。

3. 早期表现为局部不适或胀痛,咀嚼及吞咽时疼痛加重。进入急性期后肿痛加重,常伴有面部肿胀,疼痛可向耳颞部放射,可伴不同程度的张口受限。

4. 下颌下区常可扪及肿大淋巴结,活动,压痛。

5. 口内可见智齿部分萌出或未萌出只能探及牙冠,覆盖牙冠的龈瓣与牙冠间有盲袋形成。

6. 早期可见冠周组织轻度红肿。急性期冠周组织红肿明显、压痛、有时可见冠周龈瓣糜烂、溃疡,盲袋内可溢出脓性分泌物,或形成冠周脓肿。

7. 慢性期可见局部发硬浸润块,有时可在相当下颌第一磨牙根尖处形成龈瘘或咬肌前下角形成皮瘘。

8. 在早期和慢性期一般无明显全身症状。在急性期有不同程度发烧、畏寒、头痛、食欲减退等全身症状。

9. 血常规检查 炎症早期血常规显示正常,急性期及炎症加重时白细胞总数常升高,中性粒细胞比例上升。

10. 根尖片或全景片检查可发现未完全萌出的高密度牙影。

11. 应注意与牙龈的恶性肿瘤、第一磨牙根尖病变引起的龈瘘及第二磨牙远中颈部深龋引起的根尖周炎相鉴别。

【治疗原则及方案】

1. 一般治疗 在急性期,特别有进食困难时应给予全身对症及支持治疗。

2. 局部治疗 用1%过氧化氢或0.1%氯己定溶液及生理盐水反复冲洗盲袋,然后盲袋内置入碘甘油或碘伏液,每日1~2次。勤漱口,保持口腔卫生。

3. 药物治疗 根据感染严重情况,口服或静脉给予抗生素控制感染。必要时行细菌培养和药物敏感试验,以指导用药。

4. 手术治疗 冠周脓肿形成者应切开引流。正位智齿且对殆牙正常萌出者可择期行龈瓣切除术。反复发作或牙不能正常萌出者,急性炎症控制后应及早拔除病原牙。

二、龈乳头炎

【病因】

由于食物嵌塞、充填体悬突、不良修复体、剔牙等物理化学刺激所引起个别牙间乳头的急慢性非特异性炎症。

【诊断与鉴别诊断】

1. 牙龈乳头红肿、触痛,吮吸时易出血,冷热刺激痛,自发痛明显。

2. 口内可见牙龈乳头鲜红肿胀,触痛明显,探诊易出血,牙可有轻度叩痛。

3. 有时局部可有食物嵌塞、不良修复体、充填体悬突等刺激因素。

4. 应注意与牙髓炎和牙周脓肿相鉴别。

【治疗原则及方案】

局部治疗 首先去除食物残渣及不良修复体。然后以 3% 过氧化氢和生理盐水行局部冲洗,上碘甘油。待急性炎症控制后,再洁牙、去除不良修复体或重新充填邻面龋。

三、牙槽脓肿

【病因】

系根管内感染扩散至根尖周围组织,或外伤、化学刺激引起根尖周围组织损伤继发感染所致的根尖区牙槽骨、骨膜、黏膜的化脓性炎症。

【诊断与鉴别诊断】

1. 一般可分为急性期和慢性期。

2. 急性期根据脓肿部位不同,可分为三期,即根尖周脓肿期、骨膜下脓肿期、黏膜下脓肿期。

3. 根尖周脓肿期,患牙有伸长感,出现自发性持续性剧痛,咬合时加重;骨膜下脓肿期,患牙有浮出感,呈搏动性跳痛,相应颌面部胀痛;黏膜下脓肿期,患牙自发性疼痛及咬合痛均减轻,根尖区可扪及波动感,破溃后形成龈瘘。

4. 根尖周脓肿期,患牙叩痛(++~+++),Ⅱ~Ⅲ度松动,根尖部牙龈潮红,压痛;骨膜下脓肿期,患牙叩痛(+++)、松动,牙龈红肿,移行沟变平,压痛明显,扣诊深部有波动感;黏膜下脓肿期,患牙叩痛(+)、松动,根尖区黏膜可扣及明显波动感。

5. 慢性期常可发现患牙牙冠变色,有充填体或龋坏。一般无明显的自觉症状,有的患牙可有咀嚼乏力或不适感。叩诊无明显异常反应。有时在患牙唇、颊侧或舌腭侧牙龈发现龈瘘或在面颊部皮肤发现皮瘘。

6. 急性期时患牙所属区域淋巴结可扣及肿大、压痛,患者常有不同程度的发热、乏力等全身症状。慢性期一般无明显全身症状。

7. 血常规检查　急性期时患者常有白细胞总数及中性粒细胞比例升高。

8. X 线片检查　急性期患牙根尖部无明显改变或仅见患牙牙周膜间隙增宽。慢性期或慢性牙槽脓肿急性发作时患牙根尖部可见不同程度的骨质破坏稀疏透光区。

9. 应注意与牙周脓肿和伴有感染的颌骨囊肿相鉴别。

【治疗原则及方案】

1. 一般治疗　在急性期,特别有进食困难时应给予全身对症及支持治疗。

2. 局部治疗　急性期应及时行患牙开髓引流,炎症消退后及慢性期行常规根管治疗。

3. 药物治疗　感染较重者,可口服或静脉给予抗生素控制感染。必要时行细菌培养和药物敏感试验,以指导用药。

4. 手术治疗　急性期局部有明显波动感或穿刺有脓时,局麻下行脓肿切开引流术。炎症控制后,不能保留的患牙应尽早拔除。

四、牙周脓肿

【病因】

系由损伤、细菌侵袭、全身抵抗力下降等因素综合作用所致的牙周袋壁的急性局限性化脓性炎症。

【诊断与鉴别诊断】

1. 可发生于单个牙,也可同时发生于多个牙,或此起彼伏。

2. 一般可分为急性期和慢性期。

3. 急性期早期表现为患牙牙龈红肿、可形成半球状的肿胀突起,疼痛明显,可有搏动性疼痛,患牙有"浮起感",松动明显。慢性期一般无自觉症状,有时有咬合不适或钝痛。

4. 急性期患牙叩痛,松动明显,可探及深牙周袋,脓肿形成后可扪及波动感,轻压牙龈可有脓液自袋内流出。慢性期可见患牙深牙周袋,牙龈松软暗红,表面可见瘘孔,挤压有脓液流出,患牙松动,但叩痛不明显。

5. 牙髓活力测试示患牙有活力。

6. 急性期在下颌下区常可扪及肿大淋巴结。

7. 在慢性期一般无明显全身症状。急性多发性牙周脓肿时有不同程度的发热、食欲减退等全身症状。

8. 血常规检查可见急性期白细胞总数及中性粒细胞比例常升高。

9. X线片或全景片表现为牙槽骨破坏,慢性牙周脓肿时还可见牙周、根侧或根尖周围弥漫性骨质破坏区。

10. 应注意与龈乳头炎和牙槽脓肿相鉴别。

【治疗原则及方案】

1. 一般治疗　在急性期,给予全身对症及支持治疗。

2. 局部治疗　脓肿未形成时行牙周洁治,冲洗牙周袋,上碘甘油。有明显早接触点的患牙应予以调磨。

3. 手术治疗　脓肿形成后应及时切开引流,冲洗脓腔,牙周袋上碘甘油。炎症控制后应行翻瓣术尽量保留患牙,不能保留的患牙应及时拔除。

五、干槽症

【病因】

牙拔除后由于手术创伤、血凝块沉积不足、纤维蛋白溶解、细菌生长及全身抵抗力下降等因素综合作用导致的局限性牙槽窝骨壁炎症。

【诊断与鉴别诊断】

1. 最多见于下颌磨牙拔除术后。

2. 表现为牙拔除 2~3 天后拔牙处剧烈疼痛,并向同侧耳颞部、下颌下区或头顶部放射,可伴有张口受限。一般镇痛药物不能止痛。

3. 口内可见拔牙窝空虚,牙槽骨壁覆盖灰白色假膜,周围牙龈略红肿,可有腐臭味,用探针可探及粗糙骨面,有明显触痛。

4. 下颌下区可扪及肿大淋巴结,压痛。

5. 可有低热、食欲减退等全身不适。

6. 应注意与拔牙术后感染和牙龈恶性肿瘤相鉴别。

【治疗原则及方案】

通过彻底清创,隔离外界对牙槽窝的刺激,迅速止痛,促进愈合。

1. 一般治疗 勤漱口,保持口腔清洁。

2. 局部治疗 清除牙槽窝内坏死组织:局麻下用 3% 过氧化氢溶液棉球反复擦拭拔牙创,彻底清除腐败物质,用生理盐水冲洗牙槽窝,再分层放入碘仿纱条严密填满牙槽窝。

3. 药物治疗 根据感染严重情况,口服或静脉给予抗生素控制感染,同时使用止痛药物。

第二节 口腔颌面部间隙感染

一、眶下间隙感染

【病因】

多为上颌切牙、尖牙、第一前磨牙的根尖周感染所导致,也可由上颌骨骨髓炎、上唇底部及鼻侧的化脓性炎症扩散至眶下间隙所导致的感染。

【诊断与鉴别诊断】

1. 表现为眶下及颧部肿胀,皮肤发红,张力增加伴压痛,眼睑水肿,睑裂变窄,鼻唇沟变浅甚至消失。

2. 大多可发现上颌前牙及前磨牙区的病原牙,相应龈颊沟处明显膨隆,压痛。

3. 脓肿形成后常有局部搏动性跳痛,在眶下区及上颌前牙、前磨牙区口腔前庭沟可触及波动感。穿刺可抽出脓液。

4. 可有畏寒、发热、乏力、食欲减退等程度不等的全身症状。

5. 严重者可经面部静脉向颅内扩散导致海绵窦血栓性静脉炎,出现眼球疼痛、突出及运动受限或固定,头痛,恶心和呕吐等症状,并可很快出现昏迷。

6. 血液检查可见白细胞总数及中性粒细胞比例升高,常有 C- 反应蛋白和降钙素原增高。

7. X 线片和全景片检查可发现上颌前牙及前磨牙区的病原牙。CT 检查显示眶下区低密度影,边界不清,周围软组织肿胀,脂肪间隙模糊,提示脓肿形成。

8. 应注意与急性上颌窦炎、面部疖及痈相鉴别。

【治疗原则及方案】

1. 一般治疗 给予全身对症及支持治疗。对并发有或疑有海绵窦血栓性静脉炎者,应及时与感染科、神经外科和神经内科等相关学科进行多学科联合治疗。

2. 局部治疗 保持口腔清洁。若为牙源性感染所导致,应及时行患牙开髓引流,炎症消退后行根管治疗。

3. 药物治疗 全身给予大剂量、有效抗生素控制感染。脓肿形成后可穿刺抽出脓液行细菌培养和药物敏感试验,以指导用药。

4. 手术治疗 脓肿形成后,及时切开引流。炎症控制后尽早治疗或拔除病原牙。

二、颊间隙感染

【病因】

多由上下颌前磨牙、磨牙根尖周感染,颊部皮肤黏膜的创伤继发感染或颊部淋巴结炎症扩散至颊间隙所导致的感染。

【诊断与鉴别诊断】

1. 局部表现为颊部肿胀,皮肤发红,张力增大、边界不清,压痛明显。

2. 口内可于上下颌前磨牙、磨牙区发现病原牙。

3. 脓肿形成后在颊部下份扪及波动感,下颌龈颊沟膨隆,穿刺可抽出脓液。脓肿破溃穿破面部皮肤时可形成面颊瘘。

4. 可有畏寒、发热、乏力、食欲减退等程度不等的全身症状。

5. 血液检查可见白细胞总数及中性粒细胞比例升高,C- 反应蛋白和降钙素原增高。

6. X 线片及全景片检查发现上下颌前磨牙及磨牙区的病原牙。

7. 超声检查表现为颊部皮肤、皮下组织增厚,颊肌周围可探及异常回声,边界不清,形态不规则,以低回声为主,提示脓肿形成。

8. 应注意与牙槽脓肿、伴有感染的颊部肿瘤相鉴别。

【治疗原则及方案】

1. 局部治疗 保持口腔清洁。若为牙源性感染所导致,应及时行患牙开髓引流,炎症消退后行根管治疗。

2. 药物治疗 全身给予大剂量、有效抗生素控制感染。脓肿形成后可穿刺抽出脓液行细菌培养和药物敏感试验,以指导用药。

3. 手术治疗 脓肿形成后,应及时切开引流。炎症控制后尽早治疗或拔除病原牙。

三、颞间隙感染

【病因】

多由咬肌间隙、翼下颌间隙、颊间隙及颞下间隙感染扩散至颞间隙所导致,少数由化脓性中耳炎、颞骨乳突炎及颞部外伤继发感染波及颞间隙所导致的感染。

【诊断与鉴别诊断】

1. 局部表现为颞部肿胀,压痛,常伴有不同程度的张口受限和咀嚼痛。

2. 脓肿形成后,位于颞浅间隙脓肿则可以触及波动感。位于颞深间隙脓肿常波动感不明显,按压有凹陷性水肿。

3. 可有畏寒、发热、乏力、食欲减退等程度不等的全身症状。

4. 血液检查可见白细胞总数及中性粒细胞比例升高,C- 反应蛋白和降钙素原增高。

5. CT 检查发现颞部皮下不规则低密度影,边界欠清,周围脂肪间隙模糊,提示脓肿形成。颞骨 CT 加三维重建发现颞骨骨皮质不光滑伴片状死骨形成提示颞骨边缘性骨髓炎。

6. 应注意与伴有感染的颞部脉管畸形、急性化脓性耳源感染相鉴别。

【治疗原则及方案】

1. 一般治疗 伴有张口受限,有进食困难时应给予全身对症支持治疗。

2. 局部治疗 保持口腔清洁。

3. 药物治疗 全身给予大剂量、有效抗生素控制感染。脓肿形成后可穿刺抽出脓液行细菌培养和药物敏感试验,以指导用药。

4. 手术治疗 脓肿形成后,应行切开引流。颞间隙感染经久不愈者应考虑是否发生颞骨骨髓炎,可通过 X 线检查或经引流口探查,如有骨质破坏吸收影像或探及骨面粗糙不平,提示颞骨骨髓炎,应行死骨及病灶清除术。

四、颞下间隙感染

【病因】

多由上颌结节、圆孔、卵圆孔阻滞麻醉继发感染,上颌磨牙的根尖病变、拔牙后感染、翼下颌间隙、颞间隙等相邻间隙的感染扩散至颞下间隙所导致的感染。

【诊断与鉴别诊断】

1. 面部常无明显肿胀,在颧弓上下及下颌升支后方有轻微的肿胀和压痛,伴有不同程度的张口受限。

2. 口内上颌磨牙区常可发现病原牙。

3. 脓肿形成后可穿刺抽出脓液。

4. 可伴有畏寒、发热、乏力、食欲减退等程度不等的全身症状。

5. 若出现同侧眼球突出、眼球运动障碍、眼睑水肿、头痛、恶心呕吐甚至昏迷等症状时,应考虑海绵窦血栓性静脉炎的可能性。

6. 血液检查可见白细胞总数及中性粒细胞比例升高,C- 反应蛋白和降钙素原增高。

7. X 线片及全景片检查可发现上颌磨牙区的病原牙。CT 检查发现颞下区不规则低密度影,边界欠清,周围肌肉脂肪间隙模糊,提示脓肿形成。

8. 应注意与伴有感染的颞下区肿瘤相鉴别。

【治疗原则及方案】

1. 一般治疗　伴有张口受限,有进食困难时应给予全身对症及支持治疗。

2. 药物治疗　全身给予大剂量、有效抗生素控制感染。脓肿形成后可穿刺抽出脓液行细菌培养和药物敏感试验,以指导用药。

3. 手术治疗　脓肿形成后,应行切开引流。炎症控制后及时治疗或拔除病原牙。

五、咬肌间隙感染

【病因】

多由下颌智齿冠周炎、下颌磨牙根尖周炎、牙拔除术后继发感染、腮腺炎症及相邻间隙感染扩散至咬肌间隙所导致的感染。

【诊断与鉴别诊断】

1. 常见以下颌升支及下颌角为中心的咬肌区肿胀、变硬、压痛,伴有不同程度的张口受限。

2. 脓肿形成后常不能扪及波动感,有凹陷性水肿,穿刺可抽出脓液。

3. 口腔卫生较差,常可发现下颌后牙根尖病变或下颌智齿冠周炎。

4. 下颌下区常有肿大淋巴结。

5. 可伴有畏寒、发热、乏力、食欲减退等程度不等的全身症状。

6. 血液检查可见白细胞总数及中性粒细胞比例升高,C- 反应蛋白和降钙素原增高。

7. 全景片可发现下颌磨牙区的病原牙。下颌升支侧斜位片若发现局限性骨质破坏灶提示继发下颌骨边缘性骨髓炎。CT 检查发现咬肌肿胀,模糊,其内密度不均匀,可见多发斑片状低密度影,增强扫描可见不均匀强化,提示脓肿形成。CBCT 或颌骨 CT 加三维重建若发现下颌骨体部及下颌升支密度不均匀减低,局部骨皮质不连续,周围可见骨膜反应,常提示继发边缘性骨髓炎。

8. 应注意与化脓性腮腺炎和后牙区牙槽脓肿相鉴别。

【治疗原则及方案】

1. 一般治疗　伴有张口受限,有进食困难时应给予全身对症支持治疗。

2. 局部治疗　保持口腔清洁。若为下颌智齿冠周炎所导致,应每日行冠周冲洗。

3. 药物治疗　全身给予大剂量、有效抗生素控制感染。脓肿形成后可穿刺抽出脓液行细菌培养和药物敏感试验,以指导用药。

4. 手术治疗　脓肿形成后,应行切开引流。炎症控制后,应及时处理病原牙。若 X 线片发现有局限性骨质破坏影像,提示下颌骨边缘性骨髓炎者,应行死骨及病灶清除术。

六、翼下颌间隙感染

【病因】

多由下颌智齿冠周炎、下颌磨牙根尖病变,磨牙后区黏膜的创伤和炎症,相邻间隙及腮腺炎症扩散至翼下颌间隙所导致的感染。

【诊断与鉴别诊断】

1. 常有张口受限,咀嚼食物及吞咽疼痛。

2. 翼下颌皱襞处黏膜发红肿胀、下颌升支后缘稍内侧轻度肿胀、深压痛。有脓肿形成时不易触及波动感,穿刺可抽出脓液。

3. 口内常可发现下颌后牙根尖病变或下颌智齿冠周炎。

4. 可有畏寒、发热、乏力、食欲减退等程度不等的全身症状。

5. 血液检查可见白细胞总数及中性粒细胞比例升高,C- 反应蛋白和降钙素原增高。

6. 全景片检查可发现下颌磨牙区的病原牙。CT 检查可发现翼内肌肿胀,模糊,其内密度不均匀,可见多发斑片状或团状低密度影,增强扫描可见不均匀强化,提示脓肿形成。CBCT 或颌骨 CT 加三维重建若发现下颌骨体部及下颌升支密度不均匀减低,局部骨皮质不连续,周围可见骨膜反应,提示继发边缘性骨髓炎。

7. 应注意与急性智齿冠周炎和咬肌间隙感染相鉴别。

【治疗原则及方案】

1. 一般治疗　伴有张口受限,有进食困难时应给予全身对症支持治疗。

2. 药物治疗　给予足量有效抗生素控制感染。脓肿形成后可穿刺抽出脓液行细菌培养和药物敏感试验,以指导用药。

3. 手术治疗　脓肿形成后,应及时切开引流。炎症控制后,应及时治疗或拔除病原牙。

七、咽旁间隙感染

【病因】

多为下颌智齿冠周炎、腭扁桃体炎、淋巴结炎及相邻间隙感染扩散至咽旁间隙所导致的感染。

【诊断与鉴别诊断】

1. 自觉吞咽疼痛,进食困难和张口受限,如伴有喉头水肿,则可出现声嘶、呼吸困难和进食呛咳。

2. 口内可见咽侧壁红肿膨隆,腭扁桃体被推移突向咽腔,软腭、腭舌弓、腭咽弓被推向健侧。有时可见下颌智齿冠周炎。

3. 脓肿未形成时,面部肿胀不明显。脓肿形成后同侧下颌角后方丰满、压痛、可扪及波动感,穿刺可抽出脓液。

4. 可有畏寒、发热、乏力、食欲减退等程度不等的全身症状。

5. 血液检查可见白细胞总数及中性粒细胞比例升高,C- 反应蛋白和降钙素原增高。

6. 全景片检查常可发现阻生的下颌智齿。CT 检查可发现咽旁间隙内的不规则低密度影,边界欠清,形态不规则,周围脂肪间隙模糊,患侧口咽向对侧推移,咽腔明显缩窄,提示脓肿形成。

7. 应与腭扁桃体周围脓肿、伴有感染的咽旁间隙肿瘤相鉴别。

【治疗原则及方案】

1. 一般治疗 伴有张口受限,有进食困难时应给予全身对症支持治疗。

2. 药物治疗 给予足量有效抗生素控制感染。脓肿形成后可穿刺抽出脓液行细菌培养和药物敏感试验,以指导用药。

3. 手术治疗 脓肿形成后,及时切开引流。有呼吸困难者应及时行气管切开术。炎症控制后,应及时处理病原牙。

八、舌下间隙感染

【病因】

多由下颌牙源性感染、口底外伤、舌下腺炎、下颌下腺炎及相邻间隙感染扩散至舌下间隙所导致的感染。

【诊断与鉴别诊断】

1. 常有进食、说话困难,张口受限,语言不清,似含橄榄状。重者可有呼吸困难。

2. 口底、舌下肉阜、颌舌沟处明显肿胀，黏膜发红，口底抬高，舌体被推向健侧，压痛明显。

3. 脓肿形成后可在口底扪及波动感，舌活动受限，穿刺可抽出脓液。感染如为下颌下腺来源者可见导管口溢脓。

4. 可有畏寒、发热、乏力、食欲减退等程度不等的全身症状。

5. 血液检查可见白细胞总数及中性粒细胞比例升高，C-反应蛋白和降钙素原增高。

6. 全景片检查常可发现下颌病原牙，下颌横断殆片可明确有无下颌下腺导管结石。CT检查常表现为下颌骨内侧不规则片状影，密度不均，其内见小片状低密度影，增强扫描呈不规则强化，与下颌舌骨肌、颏舌骨肌分界不清，周围脂肪间隙模糊。

7. 应与化脓性下颌下腺炎和化脓性舌下腺炎相鉴别。

【治疗原则及方案】

1. 一般治疗　伴有吞咽困难、进食障碍时应给予全身对症支持治疗。

2. 药物治疗　给予足量有效抗生素控制感染。脓肿形成后可穿刺抽出脓液行细菌培养和药物敏感试验，以指导用药。

3. 手术治疗　脓肿形成后，应及时行切开引流。有呼吸困难者应及时行气管切开术。炎症控制后，应及时处理病原牙。

九、下颌下间隙感染

【病因】

多由下颌下淋巴结炎、化脓性下颌下腺炎、下颌智齿冠周炎、下颌后牙根尖周炎等牙源性炎症扩散至下颌下间隙所导致的感染。

【诊断及鉴别诊断】

1. 下颌下区肿胀、压痛，下颌骨下缘轮廓消失，皮肤紧张、压痛。

2. 脓肿形成后,中心区皮肤发红,可触及明显波动感或按压有凹陷性水肿,穿刺可抽出脓液。

3. 可有畏寒、发热、乏力、食欲减退等程度不等的全身症状。

4. 血液检查可见白细胞总数及中性粒细胞比例升高,C-反应蛋白和降钙素原增高。

5. 全景片检查可发现下颌后牙根尖周炎或阻生的第三磨牙,下颌横断 猞片可明确有无下颌下腺导管结石。CT检查常发现下颌下腺周围的稍低密度影,边界不清,增强不均匀强化,周围软组织肿胀,脂肪间隙模糊,提示脓肿形成。

6. 应注意与下颌下化脓性淋巴结炎和化脓性下颌下腺炎相鉴别。

【治疗原则及方案】

1. 一般治疗　伴有吞咽困难和进食障碍时应给予全身对症支持治疗。

2. 药物治疗　全身给予足量有效抗生素控制感染。脓肿形成后可穿刺抽出脓液行细菌培养和药物敏感试验,以指导用药。

3. 手术治疗　脓肿形成后,应及时行切开引流。炎症控制后,应及时处理病原牙。

十、颏下间隙感染

【病因】

多由颏下淋巴结炎所导致。

【诊断与鉴别诊断】

1. 早期仅有颏下淋巴结肿大,可伴有轻度疼痛。炎症扩散至淋巴结外后,整个颏下三角区皮肤充血、发红、压痛。

2. 脓肿形成后局部皮肤呈紫红色,按压有凹陷性水肿,可触及明显波动感,穿刺可抽出脓液。

3. 可有畏寒、发热、乏力、食欲减退等程度不等的全身症状。

4. 血常规检查常有白细胞总数及中性粒细胞比例常升高。

5. 超声检查表现为颌下三角区皮肤、皮下组织增厚,其深部可探及异常回声,边界不清,形态不规则,以低回声为主,提示脓肿形成。

6. 注意与颏下化脓性淋巴结炎相鉴别。

【治疗原则及方案】

1. 药物治疗　根据感染严重情况,口服或静脉给予抗生素控制感染。脓肿形成后可穿刺抽出脓液行细菌培养和药物敏感试验,以指导用药。

2. 手术治疗　脓肿形成后,应及时行切开引流。

十一、口底多间隙感染

【病因】

常由下颌牙的根尖周炎、牙周脓肿、骨膜下脓肿、下颌智齿冠周炎、颌骨骨髓炎、下颌下腺炎、淋巴结炎、急性腭扁桃体炎、口底软组织和颌骨损伤继发感染扩散至双侧下颌下及颏下间隙所致。

【诊断与鉴别诊断】

1. 根据不同致病菌分为化脓性口底蜂窝织炎和腐败坏死性口底蜂窝织炎。

2. 化脓性口底蜂窝织炎表现为双侧下颌下、舌下口底及颏部弥漫性肿胀、自发痛、压痛。

3. 腐败坏死性口底蜂窝织炎表现为软组织的广泛性水肿,肿胀范围弥漫,向上至面颊部,向下至颈部锁骨水平,甚至可达胸上部。

4. 腐败坏死性口底蜂窝织炎肿胀区皮肤色暗红,质硬如板状,压痛,按压有凹陷性水肿,有气体存在时可触及捻发感。颌周常有自发性剧痛、灼热感。

5. 病情进一步发展,口底水肿。舌下肉阜区黏膜出血,可见青紫色瘀斑,舌体被挤压抬高呈二重舌,严重者可出现呼吸困难。

6. 全身症状重,多伴有发热、寒战、体温高达 39~40℃。但在腐败坏死性口底蜂窝织炎时,由于中毒症状重,体温反可不升,甚至出现呼吸短浅、脉搏频弱,血压下降,进一步发生休克。

7. 少数感染可向纵隔扩散,导致纵隔炎或纵隔脓肿。

8. 血液检查可见白细胞总数及中性粒细胞比例升高,C- 反应蛋白和降钙素原增高。

9. CT 检查常显示双侧下颌下区、颏下区不规则片状影,密度不均,其内夹杂多个大小不等、形态不规则的低密度影,增强扫描呈不均匀强化,周围脂肪间隙模糊,广泛累及口底肌,与下颌下腺分界不清,咽腔受压明显缩窄。

10. 应注意鉴别化脓性口底蜂窝织炎和腐败坏死性口底蜂窝织炎,前者以金黄色葡萄球菌感染为主,后者以厌氧菌或腐败坏死性细菌为主;注意鉴别感染有无向纵隔扩散。

【治疗原则及方案】

1. 全身治疗　患者常有进食和吞咽困难,全身中毒症状明显,应行全身对症支持治疗,包括输血、输液、维持水盐电解质平衡等。密切观察患者生命体征、水电解质平衡及重要脏器功能。严重者或向纵隔扩散者应及时组织胸外科、感染科、急诊科和麻醉科等多学科联合治疗。

2. 药物治疗　给予大量有效广谱抗生素控制感染。脓肿形成后可穿刺抽出脓液行细菌培养和药物敏感试验,必要时行血培养,以指导用药。

3. 手术治疗　脓肿形成后,应及时行广泛的切开引流。如患者局部肿胀和全身中毒症状严重,即使未见有明显脓肿形成也可积极早期行切开减压及引流术。若出现呼吸困难,应尽早行气管切开,保持呼吸通畅。

第三节 颌骨骨髓炎

一、化脓性中央性颌骨骨髓炎

【病因】

常由急性化脓性根尖周炎及根尖脓肿扩散所致,炎症先在骨髓腔内发展,再由颌骨中央向外扩散,累及骨密质及骨膜。病原菌多为金黄色葡萄球菌,其次为溶血性链球菌等,但常为混合性感染。

【诊断与鉴别诊断】

1. 多发于青壮年,男性多于女性,下颌骨为主要发生部位。

2. 有急性化脓性根尖周炎及根尖脓肿病史。

3. 按其临床发展过程分为急性期和慢性期。

4. 急性期常自觉病变区牙有剧烈疼痛,病原牙及相邻牙松动并有伸长感,不能咀嚼,牙龈明显肿胀、充血,牙周袋溢脓。患者可出现下唇麻木和张口受限。发生于上颌者可出现患侧鼻腔溢脓。

5. 慢性期表现为局部肿胀,皮肤微红,口腔内或面颊部可见多个瘘孔,触之易出血,长期有脓液或小的死骨片排出。经瘘孔可探及活动死骨。若死骨较大,可能导致下颌骨病理性骨折从而引起咬合关系紊乱,面部畸形。

6. 急性期有寒战、发热、全身不适、乏力、食欲减退等全身症状。慢性期可有慢性消耗与中毒表现如消瘦、贫血等。

7. 血常规检查常见急性期白细胞总数和中性粒细胞比例明显升高,常有 C- 反应蛋白和降钙素原增高。

8. 全景片或 X 线下颌骨侧斜位片检查见急性中央性颌骨骨髓炎早期可无明显病变表现,随病情进展可表现为以病原牙为中心的单发或多发骨质密度减低区。慢性中央性颌骨骨髓炎则表现为颌骨骨质破坏、大块死骨形成或伴有病理性骨折。CT 表现为骨松质内弥散性低密度透射影,边界不清,骨密质破坏、骨膜成骨和死骨形成。

9. 放射性核素检查对早期诊断具有重要价值,在临床症状出现 3 天后即可见阳性改变,表现为病变区核素浓聚,急性期 ^{99m}Tc 扫描阳性表明骨代谢增加,枸橼酸镓扫描阳性表示局部炎症细胞浸润。

10. 应注意与下颌骨中央性癌、牙槽脓肿和牙周脓肿相鉴别。

【治疗原则及方案】

急性期以镇痛、防止感染扩散及引流脓液为治疗原则。慢性期以清除死骨为治疗原则。

1. 一般治疗 在急性期,特别有进食困难时应给予全身对症支持治疗。注意高热及全身中毒情况下的水电解质平衡,适当补液,必要时输注全血、血浆白蛋白。

2. 药物治疗 根据感染微生物的种类、细菌培养及药物敏感试验的结果,选用足量、有效的抗生素。

3. 手术治疗 急性中央性颌骨骨髓炎伴骨髓腔内脓肿形成时,应及早拔除病灶牙及相邻松动牙,使脓液从拔牙窝内排出。拔牙引流效果不佳者应采用颌骨外板凿骨开窗术。如已形成骨膜下脓肿或颌周间隙蜂窝织炎时,应行脓肿切开引流术。慢性颌骨骨髓炎在确定死骨分离后应行死骨摘除术,如有瘘管应同时行瘘管切除术。

二、化脓性边缘性颌骨骨髓炎

【病因】

在智齿冠周炎等牙源性感染继发颌周间隙感染基础上发生的骨膜炎、骨膜下脓肿以及骨密质外板的炎性病变。

【诊断与鉴别诊断】

1. 多见于青少年,常有下颌智齿冠周炎病史,好发于下颌升支及下颌角部。

2. 一般可分为急性期和慢性期。

3. 急性期局部表现为腮腺咬肌区红肿、跳痛,扪之咬肌变硬,压痛明显。骨膜下脓肿形成后,常不能扪及波动感,有不同程度的张口受限、进食困难。

4. 慢性期局部弥散性肿胀,组织坚硬,轻微压痛,无波动感。脓肿破溃后形成经久不愈的瘘孔,长期从瘘孔溢脓,病程较长而不缓解,可反复发作。

5. 慢性期一般无明显全身症状。急性期有畏寒、发热、乏力、食欲减退等程度不等的全身症状。

6. 血常规检查可见在急性期白细胞总数及中性粒细胞比例常升高,常有 C- 反应蛋白和降钙素原增高。

7. 全景片及下颌升支侧斜位片可表现为骨质溶解破坏型或增生型边缘性。骨质溶解破坏型边缘性骨髓炎可见骨密质密度减低,表面不光滑,骨小梁排列不齐,有小块死骨形成,与正常骨质分界不清。增生型边缘性骨髓炎可见骨膜增厚,骨密质增生,骨小梁消失,增生严重者可形成包壳状。CT 检查表现为病变区颌周软组织肿胀,骨密质破坏、骨小梁破坏消失,死骨形成,同时可见骨膜下成骨。

8. 增生型边缘性骨髓炎应注意与骨肉瘤和纤维骨瘤相鉴别。

【治疗原则及方案】

急性期以防止感染扩散及引流脓液为治疗原则。慢性期以清除死骨为治疗原则。

1. 一般治疗 在急性期,特别有进食困难时应给予全身对症支持治疗。

2. 药物治疗 根据感染微生物的种类、细菌培养及药物敏感试验的结果,选用足量有效的抗生素。

3. 手术治疗 在急性期明确有脓肿形成后,应及时切开引流。对于慢性期有死骨形成并与周围骨质分离时,择期行死骨刮除术及病灶清除术。如有瘘管形成应同时行瘘管切除术。

4. 高压氧治疗 高压氧治疗对慢性期颌骨骨髓炎有一定辅助治疗作用,可促进死骨与正常骨组织分离。

三、新生儿颌骨骨髓炎

【病因】

多为血源性感染,也可因分娩或哺乳时细菌直接经损伤的口腔黏膜侵入或眼、耳、鼻的感染扩散至颌骨引起。病原菌主要为金黄色葡萄球菌,少数为肺炎双球菌和溶血性链球菌等。

【诊断与鉴别诊断】

1. 多发生于上颌骨。

2. 可分为急性期和慢性期。

3. 急性期局部表现为以眶部为中心的蜂窝织炎,眼睑、内眦部红肿,结膜充血外翻或眼球外突。口内可见上牙龈、硬腭黏膜红肿,特别在磨牙区明显,脓肿形成后局部可扪及波动感。

4. 慢性期常在龈缘、腭部及鼻腔发现瘘管,有脓液溢出,亦可有小块死骨及牙胚排出,少有大块死骨形成。

5. 常有寒战、高热、脉快、烦躁不安、食欲减退、甚至呕吐、昏睡、休克等程度不等的全身症状。

6. 血常规检查示白细胞总数及中性粒细胞比例常升高,常有 C- 反应蛋白和降钙素原增高。

7. X 线检查在病变早期骨质常无异常。2~3 周后由于颌骨广泛破坏,表现为不规则骨质密度减低、死骨形成、牙胚移位及缺失,甚至颌骨畸形。CT

检查有助于明确具体病变范围。

8. 应注意鉴别感染是否累及筛窦或形成眶内脓肿。

【治疗原则及方案】

1. 一般治疗　在急性期应给予全身对症支持治疗。注意高热及全身中毒情况下的水电解质平衡,适当补液。

2. 药物治疗　根据细菌培养及药物敏感试验结果给予足量有效抗生素抗感染治疗。

3. 手术治疗　在急性期,眶周、牙槽突、腭部形成脓肿或局部尚未进入化脓期但全身中毒症状明显时,应及早切开引流。慢性期死骨形成后择期行死骨摘除术,手术应尽量保守,仅摘除已分离的死骨,避免伤及牙胚。

四、放射性颌骨骨髓炎

【病因】

颌骨因放射线照射造成组织低血运、低细胞活力和低氧。在此基础上,因口腔卫生不良、牙源性感染或外伤等继发感染所导致。

【诊断与鉴别诊断】

1. 有颌面部大剂量放射治疗史,一般照射剂量在 5 500cGy 以上。
2. 最常发生于下颌骨,上颌骨少见。
3. 发病缓慢,病程较长,常在放射治疗后数月乃至多年才出现症状。
4. 发病诱因常为放疗后拔牙、手术,或患牙周及牙髓等口腔感染性疾病,有时也可无明显诱因而发病。
5. 早期呈持续性针刺样剧痛,局部皮肤、黏膜破溃。常伴口干,有时也可伴有感觉神经功能障碍,如下唇麻木。发生于下颌升支时,有不同程度的张口受限,甚至牙关紧闭,影响进食。

6. 口内可见余留牙脱钙严重,常继发猖獗龋。面颊部肿胀、发硬,形成经久不愈的瘘管或形成口腔与面部的穿通性缺损、畸形。牙槽突、颌骨坏死外露,呈黑褐色,长期溢脓,久治不愈,甚至发生病理性骨折。经瘘口探诊可发现坏死骨质,周界不清。

7. 全身情况较差,呈慢性消耗性衰竭,衰弱、消瘦、贫血状。

8. X线检查表现为骨质吸收稀疏,骨小梁模糊、消失和广泛破坏,与周围正常骨之间无明显界限,周围无硬化骨质,后期可见死骨形成甚至病理性骨折。

9. 应注意与慢性化脓性骨髓炎、药物相关性颌骨坏死、颌骨结核、放射性骨肉瘤、转移或复发癌瘤相鉴别。

【治疗原则及方案】

1. 一般治疗 积极增强营养,特别是有进食困难时给予全身支持治疗,必要时给予输血。

2. 药物治疗 用己酮可可碱联合维生素E行抗纤维化治疗,严重者可再加用氯膦酸或细胞生长因子治疗;伴有急性炎症时应用抗菌药物控制感染,疼痛剧烈时对症给予镇痛剂。

3. 局部治疗 死骨未分离前,每日低浓度过氧化氢行创腔冲洗,已暴露的死骨,可用咬骨钳分次咬除。

4. 高压氧治疗 高压氧治疗可改善局部低氧,加速死骨的分离。

5. 手术治疗 去除死骨及有病变的骨质,可在健康骨质范围内行死骨及病变骨质切除术,同时切除病变软组织,严密缝合创面。对遗留大的组织缺损可行血管化组织移植或待二期修复。

五、药物相关性颌骨坏死

【病因】

由抗骨吸收药物双膦酸盐类和地诺单抗等,以及肿瘤治疗中抗血管生成靶向药物导致的颌骨坏死,常有拔牙、创伤和服用类固醇药物等诱导因素诱导发生。引起骨坏死的确切机制尚不清楚,目前认为与骨重建抑制、血管生成抑制、口腔微生物感染和免疫抑制相关。

【诊断与鉴别诊断】

1. 曾经或现在正在接受抗骨吸收或抗血管生成药物的治疗,无头颈部放射治疗史。

2. 下颌骨较上颌骨多发,常有拔牙、颌骨创伤和服用类固醇药物史。

3. 可见局部颌骨暴露或骨坏死,病程 8 周以上(Ⅰ期)。

4. 随着病情发展,骨坏死出现明显感染,可见有脓液及病变区红肿,伴有明显疼痛(Ⅱ期)。

5. 晚期有较剧烈疼痛,可出现颌骨膨隆,有可从口外探及通往颌骨死骨的窦道,有脓液溢出,甚至发生病理性骨折(Ⅲ期)。

6. X 线片或 CBCT 表现为局部骨硬化、骨硬板和下颌管壁增厚以及骨密质沉积导致的颌骨膨隆。若继发性颌骨感染与药物相关性颌骨坏死同时存在时,表现为骨质破坏、死骨形成和骨膜成骨。

7. 应与放射性颌骨骨髓炎、颌面骨结核、颌骨放线菌性骨髓炎和化脓性边缘性颌骨骨髓炎相鉴别。

【治疗原则及方案】

1. 一般治疗　及时停止使用抗骨吸收或抗血管生成药物,尽量去除一切局部刺激因素。

2. 药物治疗　用抗菌含漱液含漱口腔,给予全身抗炎及止痛药物治疗。

3. 手术治疗　彻底清除死骨及所有受累的骨质,包括患区的牙齿,去除病变的软组织,尽量使用健康软组织无张力地覆盖封闭创面。Ⅲ期患者可考虑行颌骨部分切除,缺损骨组织可行血管化自体游离骨移植修复。

第四节　面颈部淋巴结炎

一、化脓性淋巴结炎

【病因】

由化脓性细菌引起的淋巴结炎,常继发于牙源性感染、口腔颌面部损伤、疖、痈及小儿上呼吸道感染。

【诊断与鉴别诊断】

1. 近期常有牙源性感染、上呼吸道感染(腭扁桃体炎、急性咽炎)、皮肤损伤与感染(化脓性创口、湿疹、疖痈)病史。

2. 一般分为急性和慢性两类。急性化脓性淋巴结炎按其发展过程又可分为:浆液性炎症期和化脓性炎症期。

3. 浆液性炎症期表现为淋巴结肿大、变硬、边界清楚,与周围组织无粘连,可移动,自觉疼痛、压痛。

4. 化脓性炎症期表现为局部疼痛加重,呈跳痛,淋巴结与周围组织粘连,不能移动,浅表皮肤充血,有明显压痛及凹陷性水肿。浅表的脓肿可扪及波动感,穿刺可抽出淡黄或桃花样黏稠脓液。

5. 慢性期可扪及淋巴结肿大、中等硬度,可活动,一般无自发疼痛,有压痛。

6. 在急性期有不同程度发烧、畏寒、头痛、食欲减退等全身症状,小儿可烦躁不安。在慢性期一般无明显全身症状。

7. 血常规检查在急性期白细胞总数及中性粒细胞比例常升高。

8. 超声检查表现为颈部单发或多发低回声结节,皮髓质分界清楚,内可见点状血流信号。

9. 应注意与结核性淋巴结炎、恶性淋巴瘤、淋巴结转移癌和猫抓病相鉴别,最终确诊需结合组织病理学检查。

【治疗原则及方案】

1. 药物治疗 急性期全身给予足量抗菌药物控制感染。

2. 手术治疗 脓肿形成后,及时切开引流,同时处理病原牙。慢性淋巴结炎一般不需治疗。反复急性发作者,应积极寻找炎症的来源并予以清除。有疼痛不适者也可考虑手术切除活检。

二、结核性淋巴结炎

【病因】

常继发于肺或支气管结核病变,或因结核杆菌通过口腔、鼻腔及咽部侵入,经淋巴管到达淋巴结而引起。

【诊断与鉴别诊断】

1. 常见于儿童及青年。

2. 好发于下颌下区、颈部淋巴结。

3. 可同时有或无肺、肾、肠、骨等器官结核病病史。

4. 早期可见颈部单个或多个串珠样肿大淋巴结,质较硬,无疼痛,与周围组织无粘连。病变继续发展,多个淋巴结可粘连成团,中心坏死、液化,形成冷脓肿。脓肿可自行穿破形成窦道,经久不愈,流出稀薄分泌物,混有干酪样物。

5. 伴发肺结核者,常有不同程度体质虚弱、贫血、发热等全身症状。

6. 结核菌素试验阳性和红细胞沉降率加快有诊断学意义,但阴性不能排除本病。

7. 细菌学检查 冷脓肿形成后,穿刺可抽出稀薄污浊,暗灰色似米汤,夹杂有干酪样坏死物的脓液,涂片行抗酸染色,可能发现抗酸杆菌。

8. 应注意与恶性淋巴瘤、急性化脓性淋巴结炎及慢性淋巴结炎相鉴别。

最终确诊需结合组织病理学检查。

【治疗原则及方案】

1. 一般治疗 加强营养。

2. 药物治疗 抗结核药物治疗应在结核科或感染科医师指导下进行。一般用异烟肼、利福平等抗结核药物行 0.5~1 年的抗结核治疗。

3. 局部治疗 局部可用异烟肼 50~100mg 加入 0.25% 利多卡因 5~10mL 做病灶环形封闭,隔日 1 次。对已化脓的淋巴结结核或小型的冷脓肿,皮肤尚未破溃者,可予以穿刺抽脓,同时注射异烟肼 50~100mg,隔日 1 次。

4. 手术治疗 对局限、可移动、经药物治疗效果不理想者,可予以手术摘除。

第五节 面部疖痈

一、疖

【病因】

主要因皮肤不洁、损伤及全身抵抗力下降时病原菌活跃引起,是单一毛囊及其附件的急性化脓性炎症。其致病菌主要是金黄色葡萄球菌。

【诊断与鉴别诊断】

1. 病程较短,有自愈性。

2. 初期表现为皮肤上有红、肿、热、痛小硬结或锥形隆起,触痛。随后硬结顶部出现黄白色脓头,患者自觉局部瘙痒、烧灼感、跳痛。继而脓头破溃,脓液流出,疼痛缓解。

3. 在相应颈部引流区可扪及淋巴结肿大,活动,轻度压痛。

4. 一般无全身症状。

5. 血常规检查一般无白细胞和中性粒细胞比例升高。

6. 应与皮脂腺囊肿感染和痈相鉴别。

【治疗原则及方案】

1. 一般治疗　减少各种刺激因素的刺激,忌搔抓、挑刺、挤压、热敷及烧灼等。

2. 局部治疗　保持面部皮肤清洁,用2%碘酊涂擦局部,每日1次。形成脓栓时,可将其轻轻取出,勿挤压,以防感染扩散。

3. 药物治疗　以上处理疗效不佳或病情持续进展者,应给予抗生素控制感染。辅助性补充维生素。

二、痈

【病因】

主要因皮肤不洁、损伤及全身抵抗力下降时病原菌活跃引起,是相邻多数毛囊及其附件发生的急性化脓性感染。其致病菌主要是金黄色葡萄球菌。

【诊断与鉴别诊断】

1. 好发于唇部,上唇多于下唇,男性多于女性。

2. 病变区肿胀,呈紫红色浸润块,质硬,疼痛明显。

3. 炎症进一步发展,病变区出现多个黄白色脓头,破溃后流出脓血样分泌物,多数脓栓脱落后可形成蜂窝状腔洞。

4. 可扪及局部引流区域淋巴结肿大、压痛。

5. 有高热、畏寒、头痛、食欲不振等不同程度的全身症状。

6. 痈感染未控制可向四周和深部发展,也可随血液循环扩散引起菌血症或脓毒血症,出现39℃以上的高热、烦躁或神情淡漠。

7. 严重者可经面静脉向颅内扩散导致海绵窦血栓性静脉炎,出现眼球疼痛、突出、运动受限或固定等症状。若同时发生脑膜炎或脑脓肿,则出现剧烈头痛,恶心和呕吐,并可很快出现昏迷。

8. 血常规检查有白细胞总数及中性粒细胞比例常升高,有时有核左移及中毒颗粒。常有 C- 反应蛋白和降钙素原增高。

9. 应与眶下间隙感染、皮脂腺囊肿感染和疖相鉴别。

【治疗原则及方案】

1. 全身治疗　注意休息,加强营养,有进食困难或出现全身并发症时应给予输液或输血,纠正水、电解质代谢紊乱和酸碱平衡失调等全身治疗。对并发有或疑有脓毒血症、海绵窦血栓性静脉炎或脑脓肿者,应及时与感染科、神经外科和神经内科等相关学科进行多学科会诊治疗。

2. 局部治疗　4% 高渗盐水或庆大霉素盐水纱布或 0.1% 乳酸依沙吖啶溶液或硫酸镁局部湿敷。

3. 药物治疗　口服或静脉给予抗生素控制感染,应行分泌物和血液细菌培养加药物敏感试验以指导用药。

4. 手术治疗　急性炎症得到控制,范围局限而久不破溃的脓肿可作保守性脓肿切开引流,切忌挤压脓腔,切开后持续湿敷至脓液消失、创面趋于平复为止。

第六节　口腔颌面部特异性感染

一、颌面骨结核

【病因】

由结核分枝杆菌感染所导致,感染多为血源性,即由体内其他脏器病灶中的结核杆菌经血液循环侵入颌面骨内所导致。少数也可由开放性肺结核经口腔黏膜或牙龈创口感染,或口腔黏膜及牙龈结核直接累及颌骨所导致。又可称结核性颌骨骨髓炎。

【诊断与鉴别诊断】

1. 常见于儿童和青少年,好发于上颌骨颧骨结合部和下颌升支。

2. 起病缓慢,呈渐进性、破坏性发展。

3. 可同时有或无肺、肾、肠等器官结核病变或病史。

4. 早期偶有自发痛,继发化脓性感染时,病变局部疼痛加剧。

5. 病变部位表现为无症状渐进性的软组织弥漫性肿胀,受累骨质坚实隆起,有压痛。皮肤无发红,黏膜下或皮下可形成冷脓肿,破溃后形成经久不愈的瘘管,有稀薄脓性分泌物溢出,其内可见灰白色干酪样坏死物,有时伴小块死骨。

6. 一般无明显全身症状,可有低热及轻度不适。继发化脓性感染可有发热、畏寒、头痛、食欲减退等症状。

7. 血常规检查 病变早期血常规显示正常,继发化脓性感染时白细胞总数与中性粒细胞比例常升高。

8. 结核菌素试验阳性有诊断学意义,但阴性不能排除本病。

9. 细菌学检查 冷脓肿形成后,穿刺抽出脓液涂片行抗酸染色,可能发现抗酸杆菌。

10. 全景片或 X 线下颌骨侧斜位片常表现为边缘模糊的局限性骨质破坏区,骨膜增生反应少见,死骨多细小,少见大块死骨形成。

11. 注意与化脓性颌骨骨髓炎、药物相关性颌骨坏死和放线菌性颌骨骨髓炎相鉴别。

【治疗原则及方案】

1. 一般治疗 加强营养,全身对症支持治疗。

2. 药物治疗 抗结核药物治疗应在结核科或感染科医师指导下进行。一般口服异烟肼,利福平及配合乙胺丁醇,抗结核药物治疗 0.5~1 年。若有继发化脓性感染时,应给予抗生素。

3. 局部治疗 当骨膜下冷脓肿已形成时,可穿刺抽出脓液即刻注入异烟肼 100mg 加链霉素 0.5g,每周 2 次。

4. 手术治疗 对颌骨病变处于静止期而局部已有死骨形成者,应行死骨及病灶清除术,一般采用保守的病灶清除术,仅清除已形成的死骨碎片及肉芽组织。

二、颌面部放线菌病

【病因】

是由放线菌引起的颌面部慢性感染性肉芽肿性疾病,大多数为内源性感染,常因免疫抑制剂的大量使用导致机体抵抗力降低而诱发。

【诊断与鉴别诊断】

1. 多见于 20~45 岁的男性,病变发展缓慢,病程长。

2. 好发于腮腺咬肌区,其次为下颌下、颈、舌及颊部软组织,颌骨放线菌病则以下颌角和下颌升支为多见。

3. 病变区表现为炎性增生的浸润块,质地板状硬,与周围组织无明显界限。表面皮肤发红或呈紫红色。随着病程发展,表面皮肤变软,形成多数小脓肿,破溃形成窦道。

4. 从脓肿或瘘孔排出的脓液含有淡黄色"硫磺颗粒"。

5. 病变累及颌骨时,可出现囊肿样膨胀。

6. 可伴有明显张口受限及自发痛,咀嚼、吞咽时加重。

7. 一般无明显全身症状。若合并化脓性感染可有不同程度发烧、畏寒、头痛、食欲减退等全身症状。

8. 血常规检查常有白细胞总数及中性粒细胞比例升高、血沉加快。

9. 脓液涂片检查可见硫磺颗粒及放射状的菌丝。颌骨放线菌病者,可取小块骨质行厌氧菌培养,可找到放线菌。

10. X 线检查可见多发性骨质破坏的稀疏透光区,周围骨质可见反应性新骨增生。

11. 发生于颌骨内的放线菌病应注意与颌骨成釉细胞瘤、黏液瘤和颌面骨结核相鉴别。最终确诊需结合组织病理学检查。

【治疗原则及方案】

1. 一般治疗　加强营养,注意全身支持治疗。

2. 药物治疗　对青霉素及头孢菌素类敏感,首选大剂量青霉素或头孢类药物治疗。口服碘制剂对病程较长的放线菌病有一定效果,常用 5% 碘化钾口服,每日 100mL。

3. 免疫治疗　可用放线菌素行皮内注射,有一定疗效。

4. 手术治疗　脓肿形成可行脓肿切开引流术。瘘孔坏死肉芽组织增生可行窦道搔刮术。颌骨死骨形成后应行死骨刮除术。病变局限者可行病灶切除术。

5. 高压氧治疗　高压氧治疗可抑制放线菌生长,可作为辅助方法。

三、颌面部梅毒

【病因】

由梅毒螺旋体引起,是皮肤或黏膜的慢性性传播疾病。

【诊断与鉴别诊断】

1. 一般可分为胎传性梅毒(先天梅毒)和获得性梅毒(后天梅毒),后天梅毒又可分为三期。

2. 发病潜伏期较长,早期主要侵犯皮肤和黏膜,晚期累及全身各脏器。

3. 一期梅毒可见唇、舌单个暗红色,米粒大小丘疹或硬结,表面糜烂,覆盖灰色薄痂,称为硬下疳。二期梅毒主要表现为口腔黏膜上界限清楚的圆形或椭圆形的红斑,表面有渗出物覆盖。三期梅毒常可见头颈、面部的多发皮下结节,表面溃破,常引起软腭、舌、悬雍垂溃烂、鼻中隔穿孔,称为梅毒瘤。

4. 颌骨受累则表现为牙齿松动、颌骨破坏、死骨形成,表面皮肤破溃形成窦道。

5. 可有程度不等的发热、头痛、全身关节疼痛、全身淋巴结肿大、食欲减退等全身症状。

6. 梅毒螺旋体暗视野检查常在取出的下疳、黏膜斑分泌液中能直接观察到梅毒螺旋体,可每日 1 次,连续 3 次,可提高阳性率。

7. 梅毒螺旋体抗原血清学试验即是用螺旋体特异性抗原直接检测患者血清中的抗梅毒螺旋体抗体,可用于确定诊断。

8. 应注意与结核性溃疡、癌性溃疡和颌面骨结核相鉴别。

【治疗原则及方案】

1. 药物治疗　注意应在开始治疗前按有关管理规定作传染病报告。药物治疗原则应给予足够剂量和足够周期的药物治疗。首选药物为长效青霉素,其次为苄星青霉素和普鲁卡因青霉素,对青霉素过敏者可选用盐酸四环素、多西环素口服。若出现梅毒皮肤症状、多脏器并发症应请皮肤科、感染科及相关专业会诊治疗。

2. 手术治疗　全身和局部的梅毒病变得到控制后,可考虑对遗留的组织缺损和畸形行修复和矫正术。

四、口腔念珠菌病

【病因】

常因体内菌群失调、机体抵抗力下降时,念珠菌属活跃引起的原发或继发感染。

【诊断与鉴别诊断】

1. 好发于舌背、口角,也可发生于唇颊黏膜、腭部。

2. 常有长期使用抗生素、激素史。

3. 根据发生部位可分为念珠菌性口炎、念珠菌性唇炎、念珠菌性口角炎、慢性黏膜皮肤念珠菌病。

4. 患者自觉口干,口腔黏膜常有烧灼感、疼痛或味觉异常。病变呈白色条索状、丝绒状或斑片状,局部黏膜有不规则增厚或呈结节状增生,周围黏膜充血发红甚至糜烂。严重时还可见舌乳头萎缩。

5. 局部病损涂片检查、分离培养及病理学检查可见真菌菌丝或孢子。

6. 应注意与球菌性口炎、白斑、扁平苔藓等疾病相鉴别。

【治疗原则及方案】

1. 一般治疗　加强营养,增强机体免疫力。对于身体衰弱、有免疫缺陷等患者,给予全身对症支持治疗。

2. 局部治疗　局部使用 2%~4% 碳酸氢钠溶液、氯己定交替含漱,制霉菌素、咪康唑等局部涂布,可抑制念珠菌生长繁殖。

3. 药物治疗　西地碘,制霉菌素等药物口服。

4. 手术治疗　伴异常增生经药物治疗疗效不明显者,可手术切除病变。

（唐　洪　赵　丹　杨　凯）

第六章

颌面部神经疾患

第一节　三叉神经痛

一、原发性三叉神经痛

【病因】

原发性三叉神经痛的病因和发病机制尚不明确,目前认为与中枢及周围神经病变有关。

【诊断与鉴别诊断】

1. 多见于 40 岁以上的中老年,女性多于男性。

2. 疼痛发作多在白天,呈周期性发作,每次发作期可持续数周或数月,进入间歇期后可无任何疼痛症状,可持续数天或几年。发病初期有较长的间歇期,随着病情加重,间歇期越来越短。

3. 疼痛局限在一侧三叉神经支配的范围内。

4. 疼痛呈刀割样、针刺样、电击样剧痛,一般持续数秒、数十秒或几分钟后骤然停止。

5. 有"扳机点"存在,常位于牙龈、牙、上下唇、鼻翼、口角及颊部黏膜等处。

6. 疼痛发作时,常伴有颜面表情肌的痉挛性抽搐,有时还伴有痛区潮红、结膜充血、流泪、出汗、流涎等症状,称为痛性抽搐。

7. 口腔颌面部与神经系统检查无阳性体征。

8. 三叉神经功能检查正常,包括感觉功能、角膜反射、腭反射和运动功能检查。

9. 对支配疼痛区域的神经干行阻滞麻醉可暂时抑制疼痛发作,从而可确定和鉴别患支。

10. 头颅 CT 或 MRI 检查通常无明显异常,三叉神经薄层 MRI 检查可以发现三叉神经根部血管与神经伴行、血管骑跨或压迫神经,甚至神经根萎缩或移位。

11. 应注意与牙源性疼痛、继发性三叉神经痛、鼻源性疼痛、非典型性面痛、蝶腭神经痛、慢性头痛、舌咽神经痛和颞下颌关节紊乱病相鉴别。

【治疗原则及方案】

应遵守循序渐进原则。首选药物治疗,若疗效不佳再辅助采用针刺、封闭、理疗或注射疗法等保守治疗,若保守治疗无效才考虑手术治疗。

1. 药物治疗 首选药物有奥卡西平或卡马西平,其次为苯妥英钠、氯硝西泮、七叶莲、野木瓜片、巴氯芬和山莨菪碱等。

2. 针刺治疗 针刺罹患神经分支区内的相应穴位和辅助穴位。

3. 封闭治疗 用2%利多卡因1.0mL加维生素 B_{12} 做神经干或穴位注射。

4. 物理治疗 可用维生素 B_{12} 或维生素 B_1 和2%利多卡因采用离子导入法导入疼痛部位。

5. 注射治疗 使用纯甘油、0.5%阿霉素、25%硫酸镁及无水乙醇注射于神经干周围,使神经纤维变性,从而阻断神经传导,达到无痛效果。

6. 射频温控热凝治疗 经皮穿刺行三叉神经半月节及感觉根射频温控热凝术。

7. 手术治疗 主要手术方法有:①经皮穿刺半月神经节微球囊压迫术,手术效果好,风险小,可为首选手术方法。②三叉神经根微血管减压术,应与神经外科医师合作进行。③三叉神经周围支切断撕脱术：主要适用于下牙槽神经和眶下神经，短期效果较好且安全，但复发率较高，可用于不能行全麻者或其它方法无效的姑息治疗。

8. 放射治疗　立体定向放射外科治疗，即利用医用直线加速器、重粒子束、伽马射线为放射源对三叉神经节及其根部行立体定向照射，阻断痛觉传导。可用于药物和手术难治性或不能耐受药物和手术治疗的三叉神经痛。

二、继发性三叉神经痛

【病因】

由颅中窝和颅后窝的颅内病变，如炎症、外伤、肿瘤、颅骨的畸形以及多发性硬化等疾病侵犯三叉神经所致。

【诊断与鉴别诊断】

1. 一般发病年龄较小，病程短。
2. 疼痛不典型，常呈持续性，可双侧同时发作。
3. 无"扳机点"。
4. 三叉神经功能检查出现异常症状，如伴有三叉神经分布区域内痛觉、温度觉、触觉障碍，角膜反射减退，听力降低，咀嚼肌力减弱或肌萎缩，借此可与原发性三叉神经痛相鉴别。
5. 需进一步行腰椎穿刺、脑超声波检查明确有无脑血管畸形及病变，头颅 CT、MRI 检查明确有无颅内占位、多发性硬化等原发疾病。

【治疗原则及方案】

病因治疗　针对具体病因治疗。

第二节 舌咽神经痛

【病因】

是一种发生在舌咽神经分布区域内的阵发性剧烈疼痛,目前病因尚不明确。可能与舌咽神经及迷走神经发生脱髓鞘性变有关。

【诊断与鉴别诊断】

1. 好发于 35~50 岁之间,男性多见。

2. 疼痛呈间歇性发作,可于睡眠时发作,但早上或上午较频繁。

3. 疼痛呈刀割样、针刺样、烧灼样或电击样阵发性剧痛,持续数秒至数分钟,多发生于一侧腭扁桃体区、咽部、舌根部、颈深部、耳道深部及下颌后区。

4. 发作时咽喉部有梗塞感或异物感。有时可引起昏厥、抽搐和癫痫发作,可伴有心律不齐,甚至心跳停搏等。

5. 常有"扳机点"存在,位于腭扁桃体部、外耳道以及舌根处,触之可引起疼痛发作。

6. 口腔颌面部、口咽部与神经系统检查无阳性体征。

7. 以浸有表面麻醉剂的小棉片涂抹咽部、舌根部"扳机点"处可短暂止痛。

8. 应注意与三叉神经痛、鼻咽癌、茎突过长综合征以及因颅内肿瘤导致的继发性舌咽神经痛相鉴别。

【治疗原则及方案】

1. 药物治疗 同原发性三叉神经痛。

2. 封闭治疗 同三叉神经痛的治疗。

3. 射频温控热凝治疗 具有一定疗效,但由于术后易引起声音嘶哑、吞咽困难等严重并发症,因此应用此方案应慎重。

4. **手术治疗** 对以上治疗无效者可行手术治疗,包括微血管减压术、颅外舌咽神经干切断术及颅内舌咽神经根切断术。

第三节 非典型性面痛

一、蝶腭神经痛

【病因】

病因目前尚不明确,可能与蝶窦感染有关。

【诊断与鉴别诊断】

1. 多见于中老年女性。

2. 反复发作,持续数十分钟至数小时,常在夜晚发作,睡眠时亦可发作。

3. 疼痛呈阵发性灼痛或钻样痛,常自鼻根、内眦、眼眶向腭部放射,可累及同侧颅面区,不超越中线。

4. 发作时可伴有植物神经系统症状,如畏光、流泪、鼻阻流涕等。

5. 无"扳机点"存在。

6. 用地卡因涂布患侧中鼻甲后部黏膜或经腭大孔行蝶腭神经节封闭可消除或缓解疼痛。

7. CT 检查常可发现蝶窦或鼻旁窦感染病灶。

8. 注意与三叉神经痛、舌咽神经痛和丛集性头痛相鉴别。

【治疗原则及方案】

1. **病因治疗** 清除可能与本病有关的感染病灶。

2. **药物治疗** 可给予镇静和镇痛药物。常用药物有奥卡西平、卡马西平、地西泮和布洛芬。其他药物有维生素 B_1、维生素 B_{12} 和谷维素等。

3. 物理治疗　2% 利多卡因或维生素 B$_{12}$ 患侧鼻部离子导入或用超短波、红外线治疗。

4. 封闭治疗　2% 利多卡因经腭大孔翼腭管入路行蝶腭神经节封闭。

5. 注射治疗　对重症患者可行蝶腭神经节无水酒精注射。

二、中间神经痛

【病因】

具体病因不明。可能是膝状神经节受疱疹病毒感染、颅底骨折或其他原因造成膝状神经节受损所致。

【诊断与鉴别诊断】

1. 发作时间由数秒、数分钟到数小时,一般比原发性三叉神经痛时间长。

2. 疼痛剧烈,呈烧灼样,主要集中于一侧耳郭、乳突部、外耳道及鼓膜深处。

3. 常伴有舌前 2/3 味觉过敏或味觉减退和听力改变。

4. 外耳部阵发性剧痛合并有带状疱疹、周围性面瘫,偶有面部感觉过敏、乳突区压痛等。

5. 需鉴别排除脑桥小脑三角病变等。需行常规的听力、前庭功能和面神经功能检查,必要时应作岩骨 CT 检查。

【治疗原则及方案】

1. 药物治疗　口服镇静止痛药物。维生素 B$_1$、维生素 B$_{12}$ 肌内注射。合并有带状疱疹者应作抗病毒治疗。

2. 物理治疗　超短波、红外线理疗。

3. 手术治疗　对严重病例,保守治疗无效者,可酌情考虑作颅内中间神经切断术。

三、耳颞神经痛

【病因】

由三叉神经下颌升支的耳颞神经或耳神经节受损所致,可能由腮腺区的炎症或外伤所引起。

【诊断与鉴别诊断】

1. 常由咀嚼食物所引起,可在夜晚发作。

2. 疼痛呈阵发性、烧灼样,集中于颞下颌关节区、外耳道前壁及其深部和颞部。

3. 发作时常伴有耳颞神经分布区内皮肤潮红、出汗、患侧唾液分泌增加以及颞浅动脉搏动增强等自主神经症状。

4. 在外耳道与髁突之间常有明显压痛点。

5. 用利多卡因行耳颞神经封闭可缓解疼痛。

6. 注意与三叉神经痛和丛集性头痛相鉴别。

【治疗原则及方案】

1. 病因治疗 积极治疗原发疾病,如:腮腺炎、腮腺区的外伤瘢痕。
2. 药物治疗 口服止痛、镇静药物和维生素 B_1、B_{12} 肌内注射。
3. 物理治疗 耳颞部超短波、红外线照射或利多卡因、碘离子透入。
4. 封闭治疗 用 2% 利多卡因封闭耳颞神经可获一定疗效。

四、丛集性头痛

【病因】

目前病因尚不明确,一般认为与过敏反应有关,即由组织释放出的组胺使颞浅动脉或颈内动脉出现急性发作性扩张所致。

【诊断与鉴别诊断】

1. 好发于中年男性。

2. 呈规律性发作,多在夜晚或中午午睡后1~2小时发病。每日发作次数不定,可持续30分钟~2小时。周期性发作,发作4~6周后,可有长达数月至数年的缓解期。

3. 疼痛呈烧灼样、刀割样或跳痛,多起始于一侧眼周围,向同侧额部、颞部、头顶、耳鼻及上下颌扩散。

4. 发作时常伴有同侧面部潮红,结膜充血、流泪、鼻塞、畏光等。

5. 以磷酸组胺溶液0.1mg皮下注射,30~40分钟后能诱发疼痛发作。

6. 舌下含化硝酸甘油或饮酒也可诱发本病。

7. 压迫同侧颞浅动脉或颈动脉可以减轻或暂时缓解疼痛。

8. 疼痛卧位时加重,站立时减轻。

9. 注意与三叉神经痛、偏头痛、血管性头痛和耳颞神经痛相鉴别。

【治疗原则及方案】

药物治疗 采用血管收缩剂治疗,常用药物有麦角胺咖啡因。难治者应与疼痛科和神经内科联合会诊治疗。

五、神经官能症性面痛

【病因】

常因大脑高度紧张,或精神心理障碍所致。

【诊断与鉴别诊断】

1. 多见于高度紧张、焦虑、恐惧、有神经症、抑郁症及癔症的人群,尤其是40岁以上年龄的女性,男性亦可发病,但较少见。

2. 病史较长,多为数月至数年,夜晚睡眠后或注意力集中时不发病。

3. 疼痛呈压迫性钝痛,有时可呈灼痛或刺痛,范围较广泛而不确定,可波及一侧面部、头颈部。

4. 发作时可伴有麻木感。

5. 神经系统及头颈部各系统和器官检查均正常。

6. 应与颞下颌关节紊乱病、慢性头痛和耳颞神经痛相鉴别。

【治疗原则及方案】

1. 心理治疗 联合医学心理学与精神病学专科医师给予心理咨询及疏导。

2. 药物治疗 可给予镇静剂、抗焦虑或抗抑郁类药物。

六、茎突过长综合征

【病因】

由于茎突过长而引起咽部疼痛或感觉异常。

【诊断与鉴别诊断】

1. 好发于青壮年。

2. 发病缓慢,病史可长达数月至数年。

3. 一侧咽部疼痛和异物感,吞咽时加重,疼痛可放射至头颈部和面部。

4. 疼痛在说话、转头时加重,当头前倾或转颈时引起剧烈咳嗽。

5. 触诊腭扁桃体窝处,可触及骨样条索状硬物,并可诱发咽痛。

6. 茎突正、侧位 X 线片可显示茎突过长或弯曲。

7. 注意与慢性咽炎和舌咽神经痛相鉴别。

【治疗原则及方案】

手术治疗 行茎突截除术,截除过长茎突。

第四节 面神经麻痹

一、特发性面神经麻痹

【病因】

又称贝尔麻痹。目前确切病因尚不明确,可能与病毒感染,寒冷刺激,血管压迫及痉挛,面神经炎症,遗传等因素有关。

【诊断与鉴别诊断】

1. 多发于 20~40 岁,男性多于女性。

2. 起病急,发展快,多在晨起时发现。

3. 表现为患侧睑裂增大,眼睑闭合不全,可伴下睑外翻、溢泪,用力闭眼时,眼球转向外上方。鼻唇沟变浅或消失。口角下垂,口裂向健侧歪斜,不能鼓腮、吹气。患侧额纹消失,皱眉功能障碍。

4. 面神经损伤病变部位的定位检查,包括味觉检查、听觉检查和泪液检查。

（1）味觉检查:除面瘫之外,若有舌前 2/3 味觉减退,表明病变部位在鼓索与镫骨肌神经之间。

（2）听觉检查:主要是检查镫骨肌功能状态。除面瘫及舌前 2/3 味觉减退外,若有听觉过敏,表明病变部位在镫骨肌与膝状神经节之间。

（3）泪液检查:施墨试验测定泪液流量。除面瘫、舌前 2/3 味觉减退、听觉过敏外,若泪液流量 <5mm/5min,表明病变部位在膝状神经节。

5. 神经电图、磁刺激运动诱发电位（MEP）与肌电图检查可根据随意活动时瘫痪肌的电位不同,判断神经功能是否存在,对特发性面神经麻痹的诊断、疗效和预后判断有重要意义。

6. CT 检查颅内、颅底、面神经管和乳突是否有肿瘤和畸形等病变,MRI

检查可显示神经与血管的关系。

7. 应注意与中枢性面瘫、中耳炎、听神经瘤和腮腺病变等引起的面神经麻痹相鉴别。中枢性面瘫无患侧额纹消失及皱眉功能障碍。

【治疗原则及方案】

发病 1~2 周为急性期,以控制炎症水肿,改善局部血液循环为主;2 周 ~ 2 年为恢复期,以恢复神经功能为主。2 年以上为后遗症期,以矫正畸形为主。

1. 药物治疗 急性期应给予糖皮质激素联合抗病毒治疗,如地塞米松静滴或泼尼松口服,联合阿昔洛韦或利巴韦林口服或静滴。辅助给予神经营养药物和扩血管药物,如维生素 B_1 和 B_{12} 肌内注射,口服阿司匹林,给予血管扩张药物,如复方丹参、β - 七叶皂苷钠等。在恢复期加用地巴唑、烟酸和加兰他敏等。

2. 物理治疗 急性期可在颌后至乳突区热敷、红外线、超短波治疗;恢复期可用电按摩或碘离子透入及瘫痪面肌按摩。

3. 针刺治疗 急性期及恢复期均可应用,但急性期不宜较强烈刺激。

4. 中医治疗 也有一定疗效。

5. 预防治疗 可滴眼药、带眼罩,减少户外活动,以预防角膜炎。

6. 康复治疗 在恢复期,当面肌开始出现活动时,应积极进行面肌功能训练,如行皱额、蹙眉、露牙、鼓腮和吹气等动作。

7. 手术治疗 经上述治疗 2 个月无效者,可考虑行面神经管减压术。2 年后仍有面瘫者可酌情考虑行肌肉筋膜悬吊或神经移植等手术治疗。

二、永久性面神经麻痹

【病因】

多为肿瘤压迫或累及面神经、外伤和手术意外损伤面神经所致,少数为贝尔麻痹治疗无效所引起的不可逆性的面神经麻痹。

【诊断与鉴别诊断】

1. 前额纹消失,不能蹙眉;患侧口角下垂,健侧向上歪斜,鼓气功能障碍,饮水时漏水;上下眼睑不能完全闭合,睑裂扩大,结膜外露;用力闭眼时,眼球转向外上方。

2. 肌电仪及电兴奋性测验无反应,无电位变化,神经已经变性。

3. CT检查颅内、颅底、面神经管和乳突是否有肿瘤和畸形等病变存在。

【治疗原则及方案】

手术治疗 根据不同情况选用手术方法。神经吻合术主要适用于神经无缺损或缺损不大,直接缝合后无明显张力者;神经游离移植术主要适用于神经部分缺损者,常采用耳大神经或腓肠神经游离移植;面神经横跨移植术是将健侧面神经分支与病变侧的面神经吻合;带蒂或不带蒂肌瓣或肌筋膜瓣移植术适用于无法行神经吻合和神经移植的病例。

第五节 面肌痉挛

【病因】

面肌痉挛的病因目前尚不清楚,可能是由于在面神经传导路上的某些部位存在病理性刺激引起,如面神经根受压、变性等。

【诊断与鉴别诊断】

1. 多见于中老年人,女性多于男性。

2. 进展缓慢,一般不会自愈。

3. 抽搐常为单侧、阵发性,不能自主,发作时间由数秒至数十分钟不等。情绪紧张、激动可诱发并加重。睡眠时少有发作。

4. 抽搐多先从眼轮匝肌开始,呈间歇性,以后逐渐扩展至同侧其他颜面肌,其中以口角的抽搐最为明显。

5. 少数病例在抽搐发作时,可伴耳鸣,严重者可同时出现面肌轻度瘫痪、面肌萎缩及舌前 2/3 味觉减低。

6. 晚期病例可伴有面肌轻度瘫痪。

7. 神经系统无其他阳性体征。

8. 肌电图检查显示肌纤维震颤和肌束震颤波可确诊。

9. 应注意与癔症性眼睑痉挛、三叉神经痛性抽搐、舞蹈病及手足徐动症相鉴别。癔症性眼睑痉挛常见于中年以后的女性病人,但多发生于两侧,仅发生于眼睑肌的痉挛,而颜面下部肌正常。三叉神经痛性抽搐为面部阵发性剧痛,发作时可伴有面肌痉挛,而面肌痉挛一般不伴有疼痛或轻微疼痛。舞蹈病及手足徐动症可出现面肌不自主运动,但均为双侧,且同时伴有四肢的不自主运动。

【治疗原则及方案】

1. 注射治疗 局部注射 A 型肉毒毒素是目前治疗面肌痉挛的首选方法,复发后可重复注射。症状严重的病例可考虑用 50% 酒精、5% 酚甘油注射于面神经分支上,以阻断和破坏神经传导,从而使面肌痉挛减轻或消失。

2. 药物治疗 适用于轻症或早期病例。可应用各种镇静、安定、抗癫痫及神经营养药物,如奥卡西平、苯巴比妥、地西泮和维生素 B_1、B_{12} 等。

3. 物理治疗 将利多卡因钙离子导入面神经各分支。

4. 封闭治疗 在面神经颅外主干及分支周围,选择性应用维生素 B_1、B_{12} 加利多卡因封闭。

5. 射频温控热凝治疗 这种方法是以面瘫取代抽搐,其得失利弊应向病人讲明,并慎重选择此疗法。

6. 手术治疗 对抽搐严重和保守治疗无效者,可行面神经干分束术或结扎术或微血管减压术。

第六节 味觉性出汗综合征

【病因】

常发生于腮腺区手术或腮腺区外伤后。发病机制为原支配腮腺分泌功能的副交感神经纤维与被切断的原支配汗腺和皮下血管的交感神经末梢发生错位连接愈合,故而当咀嚼和味觉刺激时,引起副交感神经兴奋,引起面部潮红和出汗。

【诊断与鉴别诊断】

1. 有腮腺区手术或腮腺区外伤史。

2. 腮腺区手术或外伤后数周乃至 1 年以上发病。

3. 进食或刺激唾液分泌时,患侧的耳前区皮肤出现出汗、发红、发热。常在进食后 30~60 秒出现。当咀嚼运动结束后 1~2 分钟即消退。

4. 碘 - 淀粉试验阳性,即用碘酒涂布于患处,待干燥后于其上撒少许淀粉,让患者咀嚼维生素 C 片,2 分钟后若有出汗,该处呈现深蓝色斑片状即为阳性。

【治疗原则及方案】

1. 随访观察 症状轻微者,不需特殊治疗。

2. 局部治疗 局部可用 0.5% 阿托品乳剂或 3% 东莨菪碱乳剂局部涂抹。

3. 手术治疗 对极少数症状严重而无法忍受者,可采用耳颞神经撕脱术或鼓索神经切除术。但手术复杂,并会产生相应并发症。应权衡利弊,慎重选择。

4. 放射治疗 用放射线破坏汗腺,需与肿瘤放疗科联合进行。

5. 预防治疗 在行腮腺手术时,可用人工生物膜,或保留完整的腮腺咬肌筋膜,或用胸锁乳突肌瓣、颈阔肌瓣或大腿阔筋膜瓣移植覆盖于手术区创面,以隔离交感和副交感神经纤维的错位连接。

第七节　颈交感神经麻痹综合征

【病因】

又称 Horner 综合征。在交感神经中枢至眼部的通路上的任何破坏或病变,如炎症、肿瘤、外伤、手术等均可引起,也有先天性和病因不明者。

【诊断与鉴别诊断】

1. 一般有损伤、手术史或颈部肿块存在。

2. 上睑轻度下垂,睑裂缩小。眼球内陷。瞳孔缩小。面颊潮红、温度升高,汗液分泌减少,甚至无汗。眼压降低。

3. 随病程进展,可能出现患侧面部肌肉的轻度萎缩。

4. 颅脑、颈部、鼻咽、胸部 CT 检查,部分患者可发现占位性病变。

【治疗原则及方案】

病因治疗　针对病因治疗,目前无其他特殊有效治疗方法。

（赵　丹　张劲松　孙德平）

第七章

颞下颌关节疾病

第一节　颞下颌关节紊乱病

【病因】

颞下颌关节紊乱病是一组有相同发病原因和相似临床症状的一组疾病的总称。病因尚不完全清楚,目前认为本病是多因素疾病,与心理社会因素、殆因素、免疫因素、关节负荷过重及关节解剖异常等因素有关。

【诊断与鉴别诊断】

1. 好发于中青年人,20~30 岁患病率最高。

2. 病期较长,几年或十几年不等,经常反复发作,有自限性,一般不发生关节强直。

3. 病程发展可分为早期(功能紊乱阶段)、中期(结构紊乱阶段)和后期(关节器质性破坏阶段)3 个阶段。

4. 一般将颞下颌关节紊乱病分为 4 类,即咀嚼肌紊乱疾病类(包括翼外肌功能亢进、咀嚼肌肌痛、咀嚼肌痉挛)、关节结构紊乱疾病类(包括可复性关节盘前移位和不可复性关节盘移位)、炎性疾病类(包括滑膜炎和关节囊炎)、骨关节病(包括关节盘穿孔和关节骨质退行性变)。

5. 颞下颌关节紊乱病主要表现为下颌运动异常、疼痛、弹响和杂音 3 个症状,患者可以有一个或数个症状。

6. 颞下颌关节紊乱病的下颌运动异常包括开口度异常和开口型异常。双侧翼外肌功能亢进时表现为开口度过大;咀嚼肌痉挛和不可复性关节盘前移位表现为开口度过小;一侧不可复性关节盘前移位表现为开口型偏向患侧。

7. 颞下颌关节紊乱病常伴在开口和咀嚼运动时关节区或关节周围肌群疼痛,一般无自发痛。关节有器质性破坏或肌痉挛时,相应的关节区和肌组织有压痛。

8. 早期颞下颌关节紊乱病部分患者可自愈。发展到中期和后期后,在下颌运动时常有明显的弹响和杂音。可复性关节盘前移位在开口运动中常伴有"咔、咔"的声音;关节盘穿孔、破裂或移位可在开口运动中常伴有"咔叽、咔叽"的破碎声音;骨关节病关节运动时常伴有摩擦音。

9. 部分患者可同时伴有头痛、耳鸣、耳闷、听力下降、眼症以及关节区不适,沉重感、疲劳感等。

10. X 线片(许勒位和髁突经咽侧位)或 CT 检查可发现有关节间隙变窄或变宽,髁突硬化、骨破坏或增生、囊样变等。磁共振检查可发现关节盘移位、穿孔及关节盘诸附着的改变。

11. 颞下颌关节造影用于诊断关节盘及关节内其他软组织疾病。造影剂注入上腔或下腔,上下腔同时充盈显影常提示关节盘穿孔。关节上腔开口位片中若前上隐窝造影剂不能完全回到后上隐窝常提示不可复性关节盘前脱位。

12. 颞下颌关节镜检查可发现关节内的改变,如关节盘表面粗糙变性,滑膜充血、渗出、增生;关节骨面软骨剥脱、骨面裸露;关节腔内有絮状物、纤维素渗出以及关节盘和关节面粘连、瘢痕条索等。

13. 本病应注意与颌面深部肿瘤、髁突良性肥大、髁突骨瘤、颞下颌关节炎、中耳炎、茎突过长、破伤风等疾病相鉴别。

【治疗原则及方案】

颞下颌关节紊乱病的治疗应先用可逆性保守治疗,包括:药物治疗、理疗、封闭、关节腔内注药或冲洗、肌训练、殆垫及心理支持治疗。再用不可逆性保守治疗,包括:调𬌗及正畸治疗等。最后选用关节镜外科和各种开放手术治疗。

1. 一般治疗 对患者行健康知识宣教,改变不良习惯,如避免偏侧咀嚼、过大张口、咬过硬食物等。

2. 药物治疗 可口服非甾体类抗炎镇痛药如双氯芬酸钠,也可口服布洛芬。

3. 物理治疗 咀嚼肌肌痛和咀嚼肌痉挛时可采用红外线照射加钙离子导入或中药局部热敷。

4. 封闭治疗 翼外肌功能亢进时可用 1% 利多卡因做翼外肌封闭,咀嚼肌肌痛者可用 2% 利多卡因对压痛点行封闭治疗。滑膜炎或关节囊炎可予以泼尼松龙混悬液 0.5mL 加 2% 利多卡因 1mL 行关节封闭治疗。

5. 注射治疗 不可复性关节盘前脱位可予以 1% 透明质酸钠关节腔内注射。关节囊扩张伴关节盘附着松弛者可予以关节囊内注射 50% 葡萄糖液或关节上腔注射无水酒精。咀嚼肌群痉挛者可予以肉毒毒素 A 行局部注射。

6. 关节腔冲洗 对急性、亚急性和慢性滑膜炎有较好效果。

7. 咬合板治疗 调位𬌗垫适用于弹响发生于开口初期和闭口末期的病例。枢轴𬌗垫常用于不可复性关节盘前脱位,可扩大关节间隙使关节盘复位。

8. 调𬌗治疗 用于有干扰、牙尖早接触等明显的𬌗因素患者。

9. 正畸治疗 用于有深覆𬌗、反𬌗等咬合关系异常患者。

10. 颞下颌关节镜治疗 治疗无效或病程较长、症状严重的关节盘病变,可在颞下颌关节镜下行关节松解、关节盘复位术或作开放性关节盘复位手术治疗。

11. 外科手术治疗 关节盘穿孔较小者可行关节盘修复术,关节盘穿孔过大无法修复者可行关节盘摘除术。关节骨质硬化、破坏、骨赘形成经其他治疗无效者可采取髁突高位切除术或髁突修整术。

12. 心理治疗 治疗关节局部症状同时应改进患者精神状态,行积极的心理治疗。严重者应与医学心理学与精神病学专科医师联合治疗。

第二节 颞下颌关节脱位

一、急性前脱位

【病因】

常见原因有开口过大、创伤,有时为医源性,如全麻经口腔插管和使用直接喉镜等。

【诊断与鉴别诊断】

1. 有大开口或创伤或经口腔插管史。

2. 下颌运动异常,呈开口状,不能闭口,唾液外流,言语不清,咀嚼和吞咽困难。

3. 双侧颞下颌关节脱位时下颌前伸,两颊变平,脸形变长。前牙呈开𬌗,仅在磨牙区有部分牙接触。

4. 单侧颞下颌关节脱位时患侧下颌前伸,颏部中线和下前切牙中线偏向健侧,健侧后牙呈反𬌗。

5. 耳屏前方的关节窝处触诊有凹陷,同时在颧弓下可触到脱位突起的髁突。

6. X 线片或 CT 检查表现为髁突移出关节窝,脱位于关节结节前上方。

7. 创伤有时可导致下颌骨髁突颈骨折,少数也可导致髁突向后方脱位或前方脱位或侧方脱位,应注意相鉴别,X 线片或 CT 检查可确诊。

【治疗原则及方案】

手法复位治疗 一般手法复位即可。当两侧同时复位有困难时,可先复位一侧后紧接复位另一侧。关节复位后应用颅颌绷带限制下颌运动 2~3 周,最大开口度不宜超过 1cm。

二、复发性前脱位

【病因】

由各种原因导致的关节韧带及关节囊松弛所致,如急性前脱位复位后未制动或制动时间不够,老年人及慢性长期消耗性疾病等导致的肌张力失常、韧带松弛。

【诊断与鉴别诊断】

1. 一般发生在下颌运动时,如打哈欠、进食及大开口。
2. 有反复发作史。
3. 临床表现与颞下颌关节急性前脱位完全相同。
4. X线片检查表现为髁突移出关节窝,脱位于关节结节前上方;关节造影可见关节囊扩大,关节盘诸附着松脱。

【治疗原则及方案】

1. 手法复位治疗 手法复位脱位的髁突,复位后限制下颌运动2~3周。
2. 硬化剂治疗 可于关节囊内注射50%葡萄糖液(1~1.5mL)。如无效,可用无水酒精(0.25~0.5mL)作关节上腔注射。
3. 手术治疗 硬化剂治疗无效者,可选行关节结节增高术、关节囊紧缩术、关节结节凿平术等开放性手术治疗。也可行颞下颌关节镜外科手术,在关节镜直视下于关节盘双板区注射硬化剂或用激光烧灼使盘后附着与关节囊产生瘢痕。

三、陈旧性脱位

【病因】

陈旧性脱位是指数周尚未复位的急性关节前脱位或复发性脱位。病因同急性关节前脱位和复发性脱位。

【诊断与鉴别诊断】

1. 临床表现与颞下颌关节急性前脱位或复发性前脱位相同。

2. 颞下颌关节脱位病程有数周以上者。

3. X线检查表现为髁突脱位于关节结节前上方。

【治疗原则及方案】

1. 手法复位治疗　陈旧性脱位在关节周围常有不同程度结缔组织增生,可先封闭颞下颌关节区和咀嚼肌神经后行手法复位。若失败,可在全麻下给肌松剂后行手法复位。

2. 手术治疗　大多数陈旧性脱位需行手术治疗。术中常难以将髁突完全退回到原关节窝内,只需将髁突退过关节结节顶点到关节结节后斜面即可,术后配合颌间牵引使下颌逐渐回复到正中𬌗关系。对以上方法失败者,可行髁突高位切除或髁突切除术。

第三节　颞下颌关节强直

一、关节外强直

【病因】

由于各种原因所导致的上下颌间软组织产生纤维化,形成广泛挛缩的瘢痕,导致的关节固定,下颌运动障碍,称为关节外强直。常见于颜面部Ⅲ度烧伤,上颌结节、下颌升支的开放性骨折或火器伤,鼻咽部或颞下窝肿瘤放疗后、坏疽性口炎。

【诊断与鉴别诊断】

1. 表现为不同程度的开口困难。

2. 患侧髁突动度减弱或消失。

3. 颌面部软组织可见瘢痕挛缩或缺损畸形,患侧龈颊沟变浅或消失,可触及范围不等的索条状瘢痕区。

4. 如挛缩的瘢痕尚有一定程度伸缩性,在用力作开颌运动时,可触及髁突有轻微动度,尤其作侧方运动时,活动较为明显;如瘢痕已骨化,则髁突活动可消失。

5. 口内常有咬合关系紊乱。

6. 许勒位片检查可见髁突、关节窝和关节间隙清楚。下颌骨或颧骨后前位片和 CT 检查可见上颌与下颌升支之间的间隙变窄,其间有密度增高的骨化影像,严重者上、下颌骨之间或下颌与颧骨颧弓之间形成骨性粘连,称为骨性颌间挛缩。

7. 应注意与关节内强直和颞下颌关节紊乱病相鉴别。

【治疗原则及方案】

1. 一般治疗 瘢痕范围小、早期的颌间挛缩者,可行物理治疗配合开口功能训练。

2. 手术治疗 手术原则是切断和切除颌间挛缩的瘢痕,凿开颌间粘连的骨质,恢复开口度。根据切除瘢痕后遗留创面大小,选择游离皮片移植,或带蒂组织瓣,或血管化游离皮瓣移植修复创面。

二、关节内强直

【病因】

一侧或两侧颞下颌关节内发生纤维性或骨性粘连,导致关节固定及下颌运动障碍,称为关节内强直。常常由关节损伤、类风湿关节炎、邻近器官的化脓性炎症扩散而引起,也可由败血症、脓毒血症所致的血源性化脓性关节炎发展而来。

【诊断与鉴别诊断】

1. 多见于 15 岁以前的儿童。可发生于单侧,也可发生于双侧颞下颌关节。

2. 病程长,一般为数年。

3. 主要表现为进行性开口困难或完全不能开口。进食困难,咀嚼功能减弱。

4. 一般可分为纤维性强直和骨性强直。

5. 纤维性强直有一定的开口度,患侧髁突活动度较健侧明显减小。骨性强直则完全不能开口,患侧髁突无活动度。

6. 儿童时期发病者面下部有明显畸形。一侧关节强直者面容不对称,患侧下颌体、下颌升支短小,颏部偏向患侧;双侧关节强直者可有下颌内缩、后退,形成特殊的小颌畸形面容,严重者可伴发阻塞性睡眠呼吸暂停低通气综合征。

7. 儿童时期发病者有咬合关系紊乱,牙弓变小而狭窄,上下牙拥挤错乱,前牙深覆𬌗、深覆盖,下颌切牙唇倾呈扇形分离。下颌磨牙舌倾,下颌牙的颊尖咬于上颌牙舌尖,甚至无接触,前牙深覆𬌗及深覆盖。

8. 成年人发病者面部畸形及咬合关系紊乱不明显。

9. 许勒位片检查纤维性关节强直表现为正常关节解剖形态消失,关节间隙模糊,关节窝及髁突骨密质有不规则破坏。骨性关节强直表现为关节间隙消失,髁突和关节窝融合成很大的致密团块,呈骨球状。CT 及三维成像检查可见关节正常结构消失,由一致密骨性团块代替,波及下颌切迹,使正常冠突、颧弓、下颌切迹影像消失,骨质完全融合呈 T 形。

10. 应注意与关节外强直和颞下颌关节紊乱病相鉴别。

【治疗原则及方案】

1. **手术治疗** 纤维性关节内强直者可行髁突切除术,骨性关节内强直者应行颞下颌关节成形术,若同时用颌骨牵张器行牵张成骨可获得更佳的关节重建效果。对于伴有小颌畸形者,目前主张在行颞下颌关节成形术时同时进行正颌外科手术矫正小颌畸形。

2. 开口训练　开口训练对术后颞下颌关节功能恢复十分重要。术后7~10天即应开始进行开口训练,若行植骨或骨牵引者应延至术后2周开始,开口训练至少持续6个月以上。

三、混合型强直

【病因】

由关节内和关节外强直的病因所共同导致。

【诊断与鉴别诊断】

其表现为关节内强直和关节外强直之综合。

【治疗原则及方案】

治疗原则和方法同关节内强直和关节外强直。

第四节　颞下颌关节囊肿及肿瘤

一、颞下颌关节囊肿

【病因】

病因不清,可能与创伤或炎症导致关节内压升高从而造成关节囊疝有关,也可因胚胎发生时滑膜组织移位所致,还可由关节囊黏液样退行性变性和囊性软化引起。

【诊断与鉴别诊断】

1. 包括滑膜囊肿和腱鞘囊肿两类,发病率均较低。

2. 滑膜囊肿常表现为关节区疼痛、酸胀,可伴同侧面痛及头痛。开口受限逐渐加重,开口型偏向患侧。患侧关节较对侧稍丰满,但无明确包块形成。

3. 腱鞘囊肿表现为耳前区肿块,生长缓慢,可无明显疼痛或仅有轻微的酸痛等。一般无开口受限,但开口型可稍偏向患侧。

4. 许勒位片检查常可发现关节间隙增宽,关节窝受压变形或骨质吸收。MRI 检查可发现与关节腔相通或不相通的囊性占位。

5. 滑膜囊肿应注意与颞下颌关节紊乱病相鉴别。腱鞘囊肿应注意与腮腺肿瘤、髁突肿瘤和滑膜软骨瘤病相鉴别。

【治疗原则及方案】

1. 保守治疗 一般无症状者可不予处理,观察随诊。

2. 一般治疗 对有症状的患者,可首先采用穿刺冲洗治疗,即以粗穿刺针或颞下颌关节镜吸出囊液,继以 5% 葡萄糖盐水反复冲洗,最后用 10% 葡萄糖液冲洗后注入泼尼松龙。

3. 手术治疗 对于经多次囊腔冲洗治疗失败,且症状明显者,可行开放性手术切除囊肿。

二、颞下颌关节良性肿瘤

【病因】

病因不清,可能与创伤、感染或发育异常有关。

【诊断与鉴别诊断】

1. 病程长,可达数年。

2. 临床常见者包括髁突骨瘤、骨软骨瘤及滑膜软骨瘤病,发病率均低。

3. 髁突骨瘤和骨软骨瘤常无明显自觉症状,部分病例可有颞下颌关节疼痛、弹响或关节内杂音等关节功能紊乱症状。局部可见关节区膨隆、下颌偏斜,口内可见𬌗关系紊乱,健侧呈反𬌗或对刃𬌗。

4. 滑膜软骨瘤病多与颞下颌关节紊乱病的表现相类似,表现为患侧关节区反复肿胀、疼痛、弹响、杂音,开口受限。可伴头面部疼痛及发热。

5. 许勒位片及关节侧位体层片　髁突骨瘤和骨软骨瘤常表现为关节窝空虚,髁突上可见骨性新生物。滑膜软骨瘤病常表现为髁突前下移位,关节间隙增宽,部分患者可见髁突骨质破坏,关节腔内可见数个大小不等的类圆形致密影像。

6. 关节造影检查　滑膜软骨瘤病患者关节腔内可见明确的造影剂充盈缺损。

7. MRI 检查　滑膜软骨瘤病患者可表现为关节囊明显扩张,囊壁组织增厚,增生的软组织内有散在的游离体所显示的低密度影像。

8. 应注意与颞下颌关节紊乱病、颞下颌关节囊肿和颞下颌关节恶性肿瘤相鉴别。

【治疗原则及方案】

1. 对症治疗　对滑膜软骨瘤病无明显症状者,可仅以对症治疗,如采用牙𬌗垫治疗。

2. 药物治疗　有关节区疼痛者可予以非甾体类抗炎镇痛药物治疗。

3. 手术治疗　髁突骨瘤、骨软骨瘤者应行手术切除。对于反复发作关节肿痛的滑膜软骨瘤病患者,应行颞下颌关节镜外科手术或开放性关节手术,去除病变滑膜和游离体。对于术中发现有关节骨质受累者,还应行髁突及关节窝、关节结节修整术。

三、颞下颌关节恶性肿瘤

【病因】

分为原发性恶性肿瘤和转移性恶性肿瘤两类。原发性恶性肿瘤病因不清,转移性恶性肿瘤可来自邻近部位如腮腺、中耳及鼻咽部等处的恶性肿瘤,也可来自乳腺、甲状腺及肺等身体其他远处部位的恶性肿瘤。

【诊断与鉴别诊断】

1. 颞下颌关节恶性肿瘤主要包括骨肉瘤、软骨肉瘤、滑膜肉瘤及纤维肉瘤。

2. 发病率低,其中转移性恶性肿瘤较原发性恶性肿瘤相对更常见。

3. 早期可无明显症状,肿瘤逐渐长大后出现关节区疼痛、感觉异常、开口受限及局部肿胀或肿块。晚期肿瘤可破坏中颅窝底而侵入颅内。

4. 易经血液循环发生远处器官转移,最常转移至肺,也可发生区域淋巴结转移。

5. 骨肉瘤、软骨肉瘤、滑膜肉瘤及纤维肉瘤的 X 线或 CT 或 MRI 等影像学检查表现见第二章第三节口腔颌面部恶性肿瘤部分相应内容。

6. 应注意与颞下颌关节紊乱病、颞下颌关节囊肿和颞下颌关节良性肿瘤相鉴别。特别注意鉴别是原发性还是转移性恶性肿瘤,对转移性恶性肿瘤必须追踪检查其来源的原发灶。最终确诊需结合组织病理学检查。

【治疗原则及方案】

1. 手术治疗　手术切除为首选的治疗方法。应行扩大切除术,到达各方向切缘阴性是手术原则。有颈淋巴结转移者应行根治性颈淋巴结清扫术。

2. 放射治疗　用于大型肿瘤术后辅助治疗。

3. 化学治疗　用于伴有远处器官转移者或术后辅助治疗。

4. 综合序列治疗或 MDT　对中、晚期患者可与肿瘤内科、肿瘤放疗科和病理科等行多学科联合治疗。

5. 随访　原则同纤维肉瘤。

（李雅冬　赵　丹　项　立）

第八章

先天性唇腭裂与颅面裂

一、唇裂

【病因】

系胚胎第 6~7 周时一侧或双侧上颌突与同侧中鼻突完全或部分融合障碍所致。其确切病因尚不清楚,目前公认的病因包括:①遗传因素:大多数学者认为是多基因作用阈值模式;②环境因素:如母体内环境、感染与损伤、药物因素、营养因素、吸烟与饮酒、物理与化学等因素。

【诊断与鉴别诊断】

1. 出生后即存在的单侧或双侧上唇部分或全部裂开,其中单侧多于双侧,左侧多于右侧。

2. 男性发病多于女性,且男性的畸形程度重于女性。

3. 约 50% 的唇裂伴有腭裂,约 20% 为单纯唇裂。

4. 单侧唇裂者两侧唇峰、人中嵴不对称。双侧唇裂者前唇扁平、短小;可因前颌骨过度生长前唇翻转上翘,双侧侧唇塌陷。

5. 常伴有程度轻重不一的鼻部畸形,如鼻小柱偏斜、短小或消失,单侧或双侧鼻穹窿部塌陷、鼻翼外展、鼻腔扁平、鼻底变宽或缺失。

6. 部分患者可因伴有牙槽突裂及腭裂而出现颌骨骨段移位及喂养、吮吸困难。

7. 可伴有先心病、脊柱侧弯、巨趾、并趾、先天性多囊肾等四肢及其他器官的畸形。

8. 部分患者具有家族史。

9. 应注意与综合征性唇腭裂相鉴别。综合征性唇腭裂常伴有其他脏器的畸形,唇腭裂畸形只是局部的表现。

10. 注意少数患者上唇皮肤及黏膜无裂开,但肌层未联合或错位联合,称为隐形唇裂,表现为裂侧出现沟状凹陷及唇峰分离等畸形。

11. 诊断时应包括唇裂发生的部位与裂开的程度。裂开程度一般分为:Ⅰ度唇裂(患侧裂隙仅及红唇部分)、Ⅱ度唇裂(患侧上唇部分裂开,但鼻底皮肤完整)与Ⅲ度唇裂(患侧上唇至鼻底部完全裂开)。裂隙部位分为单侧(左侧、右侧)和双侧。

【治疗原则及方案】

1. 术前干预治疗 对不伴有腭裂的单纯性唇裂患者,出生后即可配戴鼻畸形矫治器直至1周岁后,以协助矫正鼻部畸形及维持术后良好的鼻部形态。对完全性唇腭裂患者,在出生后1周至1月龄期间,可配戴合适类型的鼻牙槽嵴塑形矫治器(PNAM)来减轻患儿唇、鼻及牙槽突的畸形。对出生后6周以上伴有牙槽突前后向落差大或严重扭转的完全性唇腭裂患者,仅用免缝胶布或弹力带进行纠正。

2. 手术治疗 应尽早手术恢复口、鼻、唇等组织的正常解剖结构,单侧唇裂患者的手术时机为年龄大于10周且体重超过5kg。双侧唇裂患者手术年龄可适当推迟,体重也需超过6kg时可行手术。

(1)唇裂修复术:对单侧唇裂,双侧唇峰高度差不小于5mm时,应选择以旋转推进瓣为主的上三角瓣技术,即Millard术式及包括Mohler法、Cutting法、Noordhoff法、基于几何学原理的改良Mohler法及华西法等在内的各种改良Millard术式;而小于5mm时,除可选用上述术式外,还可选择包括Tennison-Randall术式及改良Tennison-Randall术式在内的下三角瓣技术;对双侧唇裂,当患者生长发育尚未完成时,宜选择原长法或改良原长法。

生长发育完成后可选择加长法。

（2）牙槽突裂处理：对伴有牙槽突裂且裂隙在 3mm 内时，可同期行牙龈骨膜成形术。

（3）鼻部畸形处理：在唇裂修复术时同期进行。对婴幼儿患者，宜采用半闭合式的解剖分离方法进行鼻畸形早期矫治；学龄前患者，宜选用切口少、局部分离矫正的方法，不宜采用植骨或外源性材料植入的方法；对小于 14 岁的儿童患者宜采用鼻翼软骨内固定缝合术进行整复；对成年患者宜采用自体鼻中隔软骨、耳舟软骨、肋软骨或人工生物材料移植重建；双侧唇裂鼻畸形的处理宜采用隐形切口技术同期完成鼻小柱延长和鼻底对称性整复。

（4）伴有腭裂畸形的处理：对年龄小于半岁的患者，在唇裂修复术同期可行硬腭犁骨瓣修复术。年龄超过 10 个月龄时，可进行唇腭裂同期整复术或先行腭裂修复术，再择期修复唇裂。

3. 术后治疗　手术 3 周后可使用曲安奈德对唇部瘢痕进行局部注射和按摩，直至瘢痕完全软化。鼻畸形矫治器持续配戴 8~12 个月。

4. 综合序列治疗　是目前国际上普遍推荐的治疗方案。即由至少包括口腔颌面外科医师、口腔正畸医师、病理语音师及心理咨询师等组成的多学科医疗团队，通过多学科协作，针对患者的具体情况共同制订个体化的治疗计划。以外科整复为主要手段，在最佳的时间点，由相应的专科医师进行最合适的相应治疗，直到程序完成，以达到良好外形、正常功能和心理健康的目标。

二、唇裂术后继发鼻唇畸形

【病因】

一方面与原发畸形本身的特点和严重程度有关，另一方面也与手术者的经验、选用的手术方法和操作技巧等有关。

【诊断与鉴别诊断】

1. 具有明确的唇裂修复手术史。

2. 鼻唇部局部存在手术瘢痕及后遗的鼻部与唇部的畸形。

3. 注意与外伤、感染或局部良恶性肿瘤切除术后的鼻唇畸形相鉴别。

4. 诊断时应注意发生的部位、畸形类型及可能的原因。

【治疗原则及方案】

手术治疗是唯一有效的方法。较重的唇畸形主张早期进行二期整复；而较轻的唇畸形其手术时间可适当延后。

1. 单侧唇裂术后继发唇畸形整复

（1）唇红部的畸形与整复：有唇红切迹者可行不对称的 Z 成形术或 V-Y 成形术；唇峰不齐者可行 Z 成形术；唇峰上移者可行旋转皮瓣修复；红唇过厚者可直接切除肥厚组织；患侧红唇缘内卷者可行黏膜肌瓣旋转整复。

（2）唇部的畸形与整复

1）患侧唇高过短：对原采用旋转推进瓣法手术的患者，可按原切口切开并适量增加鼻小柱基部皮瓣（C 瓣）和侧唇推进瓣（B 瓣）的大小后重新定位缝合，或用 Z 成形术延长切除瘢痕后垂直切口的长度；对原采用下三角瓣法手术的患者，可按原切口切开并延长原三角瓣上方的切口，使患侧三角瓣的底边与患侧唇高线相重合后缝合，或只延长原三角瓣上方的切口以增加三角瓣向中线的移动来矫正。

2）患侧唇高过长：对原采用旋转推进瓣法手术的患者，在患侧鼻翼下方作新月形皮肤切除，稍作潜行分离后缝合可下降鼻翼基部和上提患侧上唇；对原采用下三角瓣法手术的患者，可按三角瓣原切口切开并切除三角瓣上方部分皮肤后以上提患侧唇弓。

2. 双侧唇裂术后继发唇畸形整复

（1）唇红部的畸形与整复：红唇缘的口哨畸形者可行双侧轴向 V-Y 成形术及交叉瓣修复；唇弓形态不明显者可切除上唇部分组织，重建唇弓形态。

（2）唇部的畸形与整复：前唇过短畸形者可行两侧侧唇推进瓣及前唇 V-Y 成形术；前唇过宽畸形者可切除过宽的前唇组织，利用前唇两侧切口旁的人中组织以鼻小柱为蒂延长鼻小柱、缩窄前唇或以红唇部为蒂去除上皮后填塞于前唇唇红部黏膜的下方增加唇珠的外翘形态；前唇过紧畸形者可行下唇 Abbe 瓣转移修复，同时利用前唇瓣延长鼻小柱。

3. 单侧唇裂术后继发鼻畸形整复

（1）矫正错位的鼻翼软骨：采用患侧鼻翼缘的 Tajima 切口或鼻小柱基部偏患侧 V 形切口，充分分离鼻翼软骨后对位缝合矫正错位的鼻翼软骨。

（2）鼻翼基部位置异常：游离裂侧鼻翼基部深面的口轮匝肌，并根据畸形类型重新定位锚定在前鼻棘上重建上唇口轮匝肌环，借以调整鼻翼基部的内外上下位置达到双侧对称，随后再行调整鼻底的宽度。患侧鼻底过宽时利用 V-Y 成形术或者直接切除患侧鼻底过多的瘢痕组织后向中线推进缝合；过窄时利用鼻翼基脚和鼻唇沟皮肤的 Z 成形术来矫正。

（3）鼻小柱偏斜：重建上唇口轮匝肌环后，鼻小柱偏向健侧时，可在鼻小柱基部利用 Z 成形术矫正。

4. 双侧唇裂术后继发鼻畸形整复 常采用前唇皮瓣 V-Y 成形术及上唇叉形皮瓣成形术整复。

三、腭裂

【病因】

系胚胎第 9~12 周时原发腭突在一侧或两侧与继发腭突融合部分或全部受阻形成。其可能的发病原因同前面唇裂。

【诊断与鉴别诊断】

1. 出生时腭部即存在裂隙，女性多于男性。

2. 绝大多数为悬雍垂至软腭、硬腭或切牙孔的完全或不完全性裂开，极少数仅为软腭或硬腭的裂开。

3. 少数为单纯性腭裂,大多数患者伴有唇裂畸形。

4. 多数患者可因口鼻腔相通,腭咽闭合功能不全而出现吮吸困难、呛咳、鼻腔溢液、误吸,口鼻腔卫生不良及语音异常等。

5. 常伴有鼻炎、鼻窦炎、腭扁桃体炎、腺样体肥大及分泌性中耳炎,严重者可出现听力下降。

6. 完全性腭裂均伴有不同程度的牙槽突断裂、错位及牙弓异常而出现牙齿萌出不全、反𬌗、错位、拥挤、缺失等。

7. 部分患者可出现上颌骨发育不足、面中份凹陷,严重者呈蝶形面容。

8. 部分患者具有家族史。

9. 应注意与综合征性唇腭裂相鉴别。综合征性唇腭裂常伴有先心病、脊柱侧弯、巨趾、并趾、先天性多囊肾等四肢及其他器官的畸形,腭裂只是局部的表征。

10. 注意隐性腭裂患者,其黏膜完整但菲薄,骨组织缺损,腭部中线呈浅蓝色;因软腭肌群发育不良或断裂而出现凹陷;腭咽腔深而大,发音时有典型的腭裂语音。可行鼻咽纤维镜检查及语音评估。常为综合征的表现。

11. 诊断时应包括发生的部位与裂开程度,常分为: Ⅰ度腭裂(即悬雍垂裂)、Ⅱ度腭裂(即部分腭裂,裂隙未达切牙孔,不分左右,牙槽突完整)、单侧Ⅲ度腭裂(裂隙自悬雍垂至切牙孔完全裂开,并斜向外直抵同侧牙槽嵴顶,与牙槽突裂相连,常伴有同侧的完全性唇裂)及双侧Ⅲ度腭裂(裂隙在切牙孔处分别向左右两侧裂开直达牙槽嵴顶,鼻中隔、前颌骨及前唇部分孤立于中央)。

【治疗原则及方案】

1. 术前干预治疗 对伴有唇裂的腭裂患者,可在 1 月龄以内行术前正畸治疗(PNAM)矫正以减小牙槽突裂隙。

2. 手术治疗

(1)腭裂修复术:手术尽可能在 8~12 月龄完成。对腭隐裂患儿建议严密观察,只有当出现腭咽闭合不全的症状、或中耳功能障碍、或食物反流时才建议进行手术修复。对综合征性的腭裂患儿可适当延后手术时间,但最好不超过出生后 18 个月。建议优先选择腭帆提肌重建法(Sommerlad 法)、反向双 Z 成形术(Furlow 法),以及将二者结合的术式。其他传统方法还包括:两瓣法和兰氏法等。

(2)鼓膜穿刺术或鼓膜置管术:对听阈大于 30dB、B 型鼓室图的患者,于腭裂手术同时行鼓膜穿刺探查术。如果中耳有积液则行鼓膜切开置管术。术后定期评价中耳功能,确定取管时机,原则上不超过 2 年。

3. 语音及腭咽闭合功能评估与语音治疗 术后 2~3 个月起开始腭部瘢痕按摩及腭咽闭合功能锻炼;对腭裂术后腭咽闭合功能完全的低龄患者,在 4~5 岁出现明显的语言障碍、沟通困难时,可进行系统的语音治疗;学龄期和成年患者,术后 2 个月即可采用一对一的个体化针对性治疗或 2~4 人的团体治疗。

4. 牙颌畸形治疗 腭裂术后应密切观察牙列、咬合及生长发育情况。对 3 岁前出现反𬌗者可采用吮吸拇指等咬撬法处理,对 3 岁至乳牙松动前或植骨前的替牙期出现或仍存在反𬌗者,则根据患者反𬌗的严重程度及发生部位,采用活动矫治或"2×4"固定矫治方法进行前后向和 / 或横向扩弓矫治,必要时辅以前牵引治疗。

5. 综合序列治疗 原则同前唇裂。

四、腭裂术后腭咽闭合不全

【病因】

腭裂修复术后可因腭瘘造成口鼻腔相通,或因软腭过短、运动无力、咽后壁或咽侧壁肌肉运动较差而形成不同形状、不同位置的腭咽闭合不全。以上原因可单独存在,也可同时存在。

【诊断与鉴别诊断】

1. 有明确的腭裂修复手术史。

2. 腭部有或没有瘘孔、软腭短小及咽腔深大等表现。

3. 语音清晰度降低,过高鼻音、鼻漏气、口腔压力减弱和代偿性发音,发音时伴有鼻唇部的异常活动。

4. 吹气试验显示吹气时间明显缩短;雾镜实验可见镜面雾气面积增大。

5. 头颅侧位片及动态 X 线检查表现为软腭与咽后壁不能接触,可有软腭短小、软腭上举困难或咽后壁收缩差。

6. 鼻咽纤维镜检查腭部可见手术瘢痕,软腭及咽腔各侧壁间闭合不全,可有软腭及悬雍垂短小、收缩乏力及咽后壁的收缩差。

7. 注意与先天性腭咽闭合不全(又称腭 - 心 - 面综合征)相鉴别。腭裂术后腭咽闭合不全具有明确的手术病史,而先天性腭咽闭合不全腭部常无明显的裂隙,可伴有眶距过宽、鼻根扁平等面部特征。

8. 注意与舌系带附丽异常或智力低下导致的语音不清相鉴别。

9. 腭裂术后腭咽闭合分为:Ⅰ型(软腭或咽侧壁运动良好,发音时能够形成腭咽闭合或达到边缘性闭合)、Ⅱ型(腭咽闭合不全,但软腭及咽侧壁运动尚可)、Ⅲ型(腭咽闭合不全,软腭运动尚可,咽侧壁运动不良)、Ⅳ型(腭咽闭合不全,软腭运动不良,咽侧壁运动尚可)及Ⅵ型(腭咽闭合不全,软腭及咽侧壁运动均不良)。

【治疗原则及方案】

1. 语音治疗 对腭咽闭合功能良好,但伴有明显的代偿性语音者应行语音治疗;对Ⅰ型腭咽闭合不全者,也可先尝试性语音治疗;对有严重咽喉代偿构音,且可评价的语音资料不足时,可先行不超过 10 次语音治疗,再行腭咽闭合功能的评价。

2. 手术治疗 腭裂术后穿孔及复裂者、软腭完好的腭咽闭合不全者、Ⅰ型腭咽闭合不全予以尝试性语音治疗失败者均应行手术治疗。

(1)对腭咽闭合率大于 70%~80% 时,采用反向双 Z 成形术(Furlow 法)或用 Sommerlad-Furlow(SF)联合的腭再成形术。

(2)对腭咽闭合率小于 70%~80% 时,采用蒂在上的咽后壁咽成形术如

Hogan 咽后壁瓣咽成形术。

（3）对处于临界闭合状态的患者，可先予尝试性语音治疗，语音治疗无效者，再行腭咽成形术或腭再成形术。

（4）咽成形术后仍有腭咽闭合不完全时，可再行腭咽孔缩小术。

（5）术后 1 年后，若有明显的鼻阻塞及呼吸不畅症状，经鼻咽内镜检查发现腭咽通气孔封闭或狭窄者，可行咽后壁瓣断蒂术。

3. 修复体或矫治器治疗　不愿手术者、手术失败者、有严重解剖缺陷不能手术者，可用堵塞器修复体或有助于改进软腭功能的矫治器行修复治疗。

五、牙槽突裂

【病因】

系胚胎 8.5 周左右前颌区域融合时部分或全部受阻形成，发病原因同唇裂。

【诊断与鉴别诊断】

1. 出生时即存在单侧或双侧上颌牙槽突部分或全部裂开。

2. 单、双侧均可发生，但单侧多于双侧；双侧发生时双侧形态可不一致。

3. 可与唇裂并发，但与完全性唇腭裂并发多见。

4. 常发生于侧切牙与尖牙之间，也可见于中切牙和侧切牙之间，偶而发生于中切牙之间。

5. 缺损程度不一，从牙槽突的局部凹陷到牙槽嵴、前颌骨鼻底和梨状孔边缘的骨缺损。

6. 发生部位常伴有牙齿数目、形态及位置的异常。如：牙齿的萌出障碍、侧切牙缺失、过小牙、牙冠畸形、错位及牙釉质发育不全等。

7. X 线或 CT 或 CBCT 检查可明确骨缺损的范围及乳恒牙及牙胚的状况。

8. 诊断时应包括发生的部位与程度。裂开程度一般分为：完全性裂（裂隙从鼻腔至前颌骨的牙槽突完全裂开,口鼻腔相通)、不完全性裂(牙槽突部分裂开,表面存在缺损凹陷,但黏膜完整,口鼻腔不相通)及隐裂(牙槽突线状缺损或轻度凹陷,黏膜完整,口鼻腔不相通)。

【治疗原则及方案】

1. 术前治疗 在治疗前6周拔除裂隙内不能保留的多生牙、畸形牙及滞留乳牙;牙槽突裂隙两侧骨段形成明显落差时,可先行正畸治疗;伴有前颌突严重前突、双侧上颌骨骨段向中线生长阻碍前颌骨生理性后退的患者,应先行扩弓等正畸治疗;如牙槽突裂隙宽大,尤其是伴有硬腭前份骨缺损的患者,可先行骨缺损处的软组织修复或牵张成骨术,至少6个月后再行骨移植修复手术。

2. 手术治疗 应在恒侧切牙牙根形成1/2~2/3时行手术植骨修复,如恒侧切牙缺失,应在恒尖牙牙根形成1/2~2/3时行手术治疗。骨源采用髂骨骨松质为佳,建议不使用人工骨,但可以使用生物膜材料。对二次植骨或双侧牙槽突裂患者分期行骨移植修复术时,可连续将同一侧髂骨作为骨源使用。

3. 修复治疗 对不能手术、拒绝手术或手术植骨失败者可采用修复治疗;对乳牙列期或混合牙列期的患者也可行暂时性修复。

4. 术后治疗 对术后存在咬合干扰影响植骨骨愈合者,应配戴𬌗垫1~3个月。术后1~3个月或尖牙完全萌出后开始进行正畸治疗,如存在严重骨性畸形的患者则需成年后进行正畸 - 正颌联合治疗。对18岁以上的患者,可在术后6个月利用牙种植体修复缺失牙。

六、面横裂

【病因】

系胚胎第4~5周时一侧或双侧上颌突与同侧下颌突间部分或全部融合受阻所致,又称口角裂。其发病原因同唇裂。

【诊断与鉴别诊断】

1. 出生时即存在口角至同侧颊部的水平裂开,呈大口畸形。轻症患者仅表现为患侧口角轻度裂开。

2. 女性多于男性,单侧多于双侧。

3. 常伴有吞咽异常、流涎等功能障碍。

4. 部分患者可伴颜面其他发育畸形,如颧弓小而变形、眼裂外下移位、上下颌骨发育不全、传导性耳聋、外耳道及耳郭畸形、耳前瘘管及附耳、腮腺缺失及颜面肌肉萎缩等。

5. 部分患者具有家族史。

6. 面横裂常为某些综合征的伴随畸形出现,如 Noonan 综合征、Lenz 综合征、Treacher-Collins 综合征、Goldenhar 综合征、Milliam 综合征及第一、二鳃弓综合征等,应注意鉴别。

【治疗原则及方案】

1. 手术治疗 应尽早行面横裂整复术,手术时机同单侧唇裂。

(1)如有附耳可在面横裂整复术时同期行切除术,但如有耳前瘘管则不建议早期手术切除;而外耳道及耳郭成形术应在患儿 5 岁后进行。

(2)有颌骨发育不良时,可在颌骨生长发育停止前配戴功能性矫治器改善颌骨发育异常,若生长发育趋于停止则可行牵张成骨术或正颌外科手术。

(3)对颌骨存在骨缺损者,应在尖牙牙根形成到 1/3~1/2 时行自体骨移植修复。

2. 术后治疗 术后 3 周使用曲安奈德对面部瘢痕进行药物注射及局部按摩直至瘢痕完全软化。

七、正中裂

【病因】

上唇正中裂系胚胎第6~7周时两侧中鼻突（即球状突）在中线未能正常融合或发育缺陷所致，而下唇正中裂则是胚胎第5周时两侧下颌突在中线部分或全部融合障碍所致。亦受多种因素共同影响，其病因同唇裂。

【诊断与鉴别诊断】

1. 罕见发病，尤其是下唇正中裂。

2. 出生时即存在的上唇或下唇中线上部分或全部裂开。

3. 上唇正中裂患者中，部分可伴有鼻正中裂，表现为鼻部纵向裂沟、鼻小柱增宽、鼻孔不对称、鼻中隔缺损、鼻翼软骨移位或发育不全，偶可形成双重鼻。偶尔伴有眶间距增宽及颅骨裂，四肢等其他骨骼畸形。

4. 下唇正中裂患者中，部分可累及口底、舌前部、下颌骨及颈部等，表现为舌正中裂、舌系带过短、下颌骨正中裂、颈部正中裂、舌骨及胸骨柄缺如、咬合关系紊乱及牙齿缺如等。

5. 部分患者具有家族史。

6. 注意与前脑无裂畸形和口-面-指综合征相鉴别。前脑无裂畸形除颅面畸形外，还表现为智力低下和脑瘫等；口-面-指综合征还伴口腔的其他异常（如：分叶舌、颊黏膜纤维束、不对称性腭裂及牙齿畸形等）及骨骼畸形（如：并指或并趾，单侧多指或多趾畸形等）。

7. 上唇正中裂的临床分度同唇裂。下唇正中裂分为：Ⅰ度（局限于下唇的缺裂）、Ⅱ度（下唇及下颌骨正中部缺裂，常伴舌系带过短）及Ⅲ度（下唇、下颌骨和舌前部广泛缺裂，多伴颈部先天性挛缩，其舌前部缺裂时常表现为舌系带过短，舌尖不能抬起）。

【治疗原则及方案】

1. 手术治疗　同时伴有软硬组织缺损时,需分期手术,先修复软组织形态,再重建硬组织。

（1）软组织修复:手术时机同唇裂修复术,应尽量保存组织,并注意重建口轮匝肌的连续性。如伴有系带异常或舌裂,可于同期整复。如伴有鼻裂,处理方式及处理时机同唇裂鼻部畸形。

（2）硬组织修复:上颌骨缺损畸形程度轻者,骨组织的修复可延迟至尖牙牙根形成到 1/3~1/2 时进行;如畸形较重,由于上颌骨已无生长发育潜能,故手术可提前;下颌骨缺损小者无需植骨,可直接用钢丝或内固定板固定;如缺损大则应行骨移植。

2. 术后治疗　软组织修复术后的处理同面横裂修复术后处理。硬组织修复术后的处理同牙槽突裂植骨术后处理。

八、面斜裂

【病因】

系胚胎第 6~7 周时一侧或双侧上颌突与外侧鼻突部分或全部融合障碍所致。其具体的发病原因同唇裂。

【诊断与鉴别诊断】

1. 出生后即存在面部侧方的部分或全部裂开畸形,可单侧发生,也可双侧同时出现。

2. 通常伴有患侧面部的发育不良。

3. 部分患者具有一定的遗传倾向。

4. 面斜裂以眼裂的内眦和外眦为界,分为鼻 - 眼裂和口 - 眼裂。

5. 鼻 - 眼裂发生于眼裂水平线下方,裂隙自上唇经人中外侧至鼻底或绕过鼻翼至眶底中部。常伴有泪管、鼻和眶多样的畸形与缺损。

6. 口 - 眼裂继续向上达上睑和前额,眶底骨性支持结构破坏,常有局部皮肤、肌肉、骨骼、眼球等组织缺损或移位畸形。

【治疗原则及方案】

手术治疗 多采用 V-Y 成形术、局部旋转皮瓣和 Z 成形术等方法进行修复。眶底及上颌骨骨质严重缺损者应行植骨术修复。合并泪囊炎者先行泪囊摘除术,眼科医师会诊完成矫正眼裂、泪道再造、复位内眦和外眦韧带等眼部畸形。

九、腭 - 心 - 面综合征

【病因】

腭 - 心 - 面综合征亦称为 22q11.2 缺失综合征或 DiGeorge 综合征、Shprintzen 综合征、Sedlackova 综合征、Cayler 综合征。病因可能为 22 号染色体 22q11.21~q11.23 缺失引起,是人类最常见的基因(组)疾病之一。也称为先天性腭咽闭合功能不全。

【诊断与鉴别诊断】

1. 首诊年龄多在 10~13 岁左右。

2. 所有患者均具有相似的面容,包括:睑裂狭小、眶间距增宽、双侧眶下扁平、长脸、鼻根部扁平、鼻孔狭窄、嘴部小且处于半张状态、上唇薄而长、耳部双侧不对称及轮状耳。

3. 语音不清晰,过高鼻音与鼻漏气,辅音弱化或脱落。

4. 腭部形态多数正常,但软腭、咽壁活动微弱。

5. 常伴有中耳炎。

6. 少数患者还伴有生长迟缓。

7. 多数患者存在学习能力低下、注意力缺陷或者多动症。部分患者可发生焦虑、抑郁、强迫及精神分裂症。

8. 多数患者伴有先天性心脏病,如法洛四联症、室间隔缺损、主动脉弓离断、主动脉弓右置、永存动脉干、肺动脉发育不全、半月瓣发育不全等。

9. 多数患者在新生儿期伴有甲状旁腺发育不良所导致的低钙血症。

10. 染色体检查可出现 22 号染色体异常。

11. 头颅侧位定位 X 线片及鼻咽纤维镜检查表现为动静态时软腭活动度减弱,软腭与咽后壁间隙较大,腭咽闭合功能不全。

12. 注意与腭裂术后腭咽闭合不全和 pierre-Robin 序列征相鉴别。

【治疗原则及方案】

1. 手术治疗　手术方法同腭裂术后腭咽闭合不全。

2. 保守治疗　多采用可摘式语音辅助器、功能锻炼及语音治疗的联合治疗。保守治疗也用于手术治疗后的辅助治疗。

（廖礼姝　李万山　付小娟）

第九章

牙颌面畸形

一、上颌前突畸形

【病因】

系由上颌骨在生长发育过程中由于先天性遗传因素或后天性不良习惯及疾病所导致。

【诊断与鉴别诊断】

1. 面中份前突,有的伴有面中部增长。

2. 上唇显得短,上下唇不能闭合,上前牙及牙龈外露。

3. 上前牙超突或呈深覆𬌗,重者上前牙排列呈扇形。

4. 严重者,下牙咬在上前牙腭侧,常有上前牙腭侧软组织炎症。

5. 一般为安氏Ⅰ类错𬌗,如伴有下颌后缩则为安氏Ⅱ类错𬌗。

6. X线头影测量表现为SNA角、ANB角和NA-PA角均大于正常值范围,SNB角正常。如果仅牙弓前突者,则SNA角正常,但U1-SN角(上中切牙长轴与SN平面相交的下内角)大于正常。

7. 应与下颌发育不足、上颌前突伴下颌发育不足、上颌骨畸形性骨炎和地中海贫血所导致的上颌骨代偿性增生前突畸形相鉴别。下颌发育不足表现为安氏Ⅱ类错𬌗,SNB角小于正常;地中海贫血患者多有遗传性和家族史,患者贫血症状明显。

【治疗原则及方案】

1. 一般治疗 主要为去除病因。纠正孩子的长期吮指、咬下唇及舔上前牙等口腔不良习惯。若有鼻道阻塞,如鼻炎、腺样体增生等导致口呼吸习惯者,应先到耳鼻咽喉头颈外科就诊治疗。

2. 正畸治疗 轻度上颌前突畸形可采用正畸治疗。

3. 早期功能矫正治疗 早期矫正下颌远中位置,刺激下颌正常发育,抑制上颌过度发育。矫治前牙错位,使上下牙弓长度及大小协调,包括拔除上牙弓多生牙。

4. 心理治疗 有心理障碍者需在术前进行心理测试和治疗。

5. 手术治疗 骨骼发育成熟后颌骨畸形严重者,应行正颌外科手术治疗,一般行上颌前部骨切开后退术。如上颌前突伴有下颌颏部发育不足者,需同期行颏部水平骨切开前徙术。如同时伴有小下颌畸形者,应同期行下颌升支矢状骨劈开前徙下颌术。

6. 术后正畸治疗 主要为调整𬌗关系。

7. 康复治疗 进行张口、咀嚼等口颌系统功能训练。

二、上颌发育不足

【病因】

上颌发育不足的病因主要有原发性和继发性两类因素。原发性因素为先天性发育畸形。继发性因素为后天各种致病因素引起,如年幼时行腭裂整复术及上颌骨骨折错位愈合等所导致。

【诊断与鉴别诊断】

1. 病程进展较缓慢,一般在青少年期才逐渐明显。

2. 面中 1/3 凹陷,垂直距离变短。

3. 前牙或全口牙均呈反𬌗,咀嚼时前牙切割功能障碍。

4. 常伴有发音功能障碍。

5. X 线头影测量表现为 SNA 角小于正常,SNB 角正常或大于正常(伴下颌前突者),ANB 角小于正常。

6. 如为唇腭裂或唇腭裂术后、上颌骨骨折错位愈合等所致的上颌发育不足,则有原发病遗留的病征。

7. 应与颅面骨发育不全综合征(Crouzon 综合征)、颅锁骨发育不全综合征(Marie-Sainton 综合征)和 Binder 综合征相鉴别。Crouzon 综合征同时伴有颅骨畸形,表现为颅横径增大,短颅,眶间距增宽,眼球突出,睑裂及外眦外斜,或同时伴发继发性视神经萎缩,外耳道闭锁,以及唇腭裂,四肢畸形等;Marie-Sainton 综合征除面中 1/3 发育不良外,常有颅顶平宽,前囟未闭或晚闭,锁骨发育不全或缺失,乳牙滞留,恒牙萌出迟缓或不萌出,牙发育不良及隐性腭裂;Binder 综合征临床表现差异较大,轻者可能只是单纯的鞍鼻畸形及鼻下部软组织的轻度改变,严重者可能出现所有涉及面中部的组织畸形以及咬合关系改变,表现为不同程度的安氏Ⅲ类骨性错殆。

【治疗原则及方案】

1. 术前正畸治疗 包括前牙去代偿、排齐牙列,协调上下颌牙弓宽度等。腭中缝未完全骨化者可进行牙支持式扩弓治疗。

2. 心理治疗 有心理障碍者需在术前进行心理测试和治疗。

3. 手术治疗 手术时间应在骨骼发育成熟后。一般采用上颌 Le Fort Ⅰ型骨切开术前徙上颌或根据后缩程度采用相应的改良高位上颌骨 Le Fort Ⅰ型骨切开术。对上颌严重发育不足者,可采用 Le Fort Ⅱ型骨切开术前徙颧-上颌部。对上颌发育不足伴下颌前突的双颌畸形者,可采用 Le Fort Ⅰ型骨切开术前徙上颌合并同期进行下颌升支斜行骨切开术或下颌升支矢状骨劈开术后退下颌。对唇腭裂所致继发性上颌发育不足者,可采用牵张成骨术。对上颌骨横向发育不足且腭中缝完全骨化者,可采用外科辅助扩弓或骨支持式硬性扩弓器扩弓或分块骨切开术。

4. 术后正畸治疗 主要为精细调整殆关系和稳定维持。

三、下颌前突畸形

【病因】

下颌前突畸形的病因可分为先天因素和后天因素。先天因素包括遗传因素和胚胎发育异常,其中遗传因素占主导地位;后天因素主要包括代谢障碍、内分泌功能失调、创伤以及不明原因的细长型髁突增生病等。

【诊断与鉴别诊断】

1. 病情发展缓慢,随年龄增长下颌前突畸形逐渐明显,青春发育期更为显著。一般无疼痛等自觉症状。

2. 口角平面以下的面下部 1/3 向前突出,侧面观呈凹面型。多数为双侧对称性前突,亦可是单侧患病,而表现为向健侧偏斜的偏𬌗。

3. 张口运动基本正常,但常有咀嚼及语言功能障碍。

4. 前牙反𬌗,后牙呈安氏Ⅲ类错𬌗。

5. 面下 1/3 增长,软组织颏部最前点前移。

6. X 线头影测量表现为 SNA 角正常,SNB 角大于正常,ANB 角小于正常。

7. 应注意与前牙反𬌗的错𬌗畸形、上颌发育不足而下颌发育正常的假性下颌前突、下颌前突伴有上颌发育不足的双颌畸形、脑垂体功能亢进导致的巨颌症相鉴别。

【治疗原则及方案】

1. 术前正畸治疗　包括前牙去代偿,排齐牙列。对于上颌牙弓狭窄、牙列拥挤的患者,多倾向于通过扩弓、牙间邻面片切进行矫正,不将拔牙作为首选。

2. 心理治疗　有心理障碍者需在术前进行心理测试和治疗。

3. 手术治疗　手术时间应在骨骼发育成熟后。手术治疗原则应首选下颌升支部手术,少数可考虑下颌体部手术。手术方式有下颌升支斜行或垂直骨切开术后退下颌、下颌升支矢状劈开术后退下颌及下颌体骨切开后退术。对于颏部形态、大小或位置不理想者,可同期行颏成形术。

4. 术后正畸治疗 进一步排齐牙列,防止牙齿的异常移动,关闭术前和术中形成的间隙,调整覆𬌗覆盖关系,保持术中所建立的咬合关系。

5. 康复治疗 进行恢复颌间肌肉及颞下颌关节功能的康复训练。

四、下颌发育不足

【病因】

由先天性、发育性或出生后罹患某种疾病所致。如遗传、胚胎发育异常,下颌骨关节病、颌骨外伤、骨髓炎、颞下颌关节强直等所导致的下颌骨发育障碍。

【诊断与鉴别诊断】

1. 表现为面下 1/3 缩短,软组织颏部最前点后移。

2. 牙弓缩小后退,前牙覆盖增大,覆𬌗加深,下颌前牙唇侧倾斜,后牙呈安氏Ⅱ类错𬌗。

3. 同时伴有下颌升支、下颌体及颏部前后与垂直向发育不足时又称为小下颌畸形,常见于双侧颞下颌关节强直或骨折、骨缺损或骨髓炎死骨摘除后,在 X 线片上可见相应的病理改变。

4. X 线头影测量表现为下颌骨过小或位置靠后,SNA 角正常,SNB 角小于正常。

5. 应与 Pierre-Robin 综合征、下颌 - 眼 - 面 - 颅骨发育不全综合征(Hallermann-Streiff 综合征)、下颌骨 - 面骨发育不全综合征(Mandibulafacifal Dysostosis 综合征)相鉴别。

【治疗原则及方案】

1. 术前正畸治疗 前牙去代偿,排齐牙列。

2. 心理治疗 有心理障碍者需在术前进行心理测试和治疗。

3. 手术治疗 一般多用双侧下颌升支矢状劈开术前伸下颌,有时辅以颏部水平骨切开前徙术。手术时间可根据导致下颌发育不足的原因和手术类型而定。对颞下颌关节强直所致的下颌发育不足(小下颌畸形),早期可先行颞下颌关节成形术,然后行下颌前移术,也可于关节成形术时同期行下颌前移术。对采用牵张成骨术矫治者,可在生长发育期进行。对双侧颞下颌关节强直引起的小下颌畸形伴阻塞性睡眠呼吸暂停低通气综合征者,可同期施行自体骨移植颞下颌关节成形加下颌前移术。数字化设计全人工颞下颌关节置换加颏成型加上颌骨正颌手术的方法是具有良好疗效的新技术,目前国际上已发展成熟,有条件的单位可开展进行。

五、长面综合征

【病因】

长面综合征为上颌垂直向发育过度,常伴下颌后缩。具体病因尚不明确,其发生与遗传因素、胚胎发育异常、代谢障碍和内分泌功能失调、儿童时期的不良习惯(如口呼吸、伸舌习惯)、损伤、感染、咀嚼肌功能紊乱等有关。

【诊断与鉴别诊断】

1. 表现为前面部总高度增加,主要是面下 1/3 增长,导致面部上、中、下垂直向比例及面高与面宽的比例失调。

2. 息止位时,上下唇不能自然闭合,露齿。微笑时上唇明显提升,过度露龈。

3. 多数呈前牙开𬌗或深覆盖,亦有出现全口开𬌗者。

4. 亦可出现下颌缩窄及后牙反𬌗。

5. X 线头影测量表现为腭平面后部向后下旋转,从颅基底至腭后部标志点(PNS)的线距增加;下颌前后向发育不足,B 点及 Pg 点后移,下颌向后下旋转,呈现下颌平面角增大、下颌角变钝、下颌升支变短;SNA 角多为正常,但 SNB 角明显小于正常值。

6. 应注意与上颌垂直向发育过度、上颌前突伴下颌发育不足、短面综合征和下颌前突伴上颌发育不足相鉴别。

【治疗原则及方案】

手术治疗 需将上颌及下颌的手术同期进行。目前通常采用的手术方法和顺序是先行上颌 Le Fort Ⅰ型骨切开术,上移和/或后退上颌至矫治位,如下颌后缩不能达到正常咬合,则需再行下颌升支矢状骨劈开术,最后根据颏点位置决定是否需行颏成形术。

六、短面综合征

【病因】

短面综合征为上颌垂直向发育不足伴下颌发育过度,具体病因目前尚不明确。

【诊断与鉴别诊断】

1. 表现为前面高短,尤以面中 1/3 过短,面部宽度和高度比例失调,呈短而宽的方面型。

2. 息止位时,上下唇紧贴,不露齿,说话时亦很少见上切牙外露。颏前点前突,下唇呈外翻卷曲状,颏唇沟加深。

3. 鼻唇角减小,呈锐角,鼻翼基底增宽,鼻孔呈扁宽状。

4. 前牙覆盖大,呈深覆𬌗,磨牙呈安氏Ⅰ类或者Ⅱ类错𬌗。严重者上切牙咬及下颌唇侧牙龈,而下颌切牙亦可咬及上颌腭侧牙龈。上颌切牙腭侧面及下颌切牙唇侧面常有重度磨耗。Spee 曲线增大,息止颌间隙大于正常。

5. 可伴有颞下颌关节紊乱病的相关症状,常有关节疼痛,弹响,杂音、开闭口障碍甚至发生面痛。

6. X线投影测量表现为全面高缩短,下颌升支变短及下颌平面角减小等。

【治疗原则及方案】

1. 正畸治疗 对儿童期面中 1/3 过短,前牙深覆𬌗、锁𬌗或深覆盖,可通过正畸予以矫正,促使其颌骨正常发育,特别是促使下颌骨的适当顺时针旋转生长。

2. 手术治疗 成人短面综合征需行正颌外科手术矫治,但常与正畸治疗结合。对上颌垂直高度不足者,应根据X线头影测量数据植骨使上颌骨整体前下旋转。对下颌前部高度不足者,根据情况选用水平截骨颏成形术加夹心面包式植骨术、或水平截骨颏成形术加下颌前部根尖下截骨术、或下颌全牙列根尖下截骨术。

3. 心理治疗 有心理障碍者需在术前进行心理测试和治疗。

七、偏颌畸形

【病因】

偏颌畸形又称不对称性下颌前突或单侧下颌发育过度,病因尚不清楚,目前认为主要与遗传、内分泌、精神、创伤和肿瘤等因素有关,少部分患者由于下颌升支或下颌体生长不对称所致。

【诊断与鉴别诊断】

1. 面下 1/3 不对称、颏点偏向健侧、口唇部畸形等。

2. 前牙呈反𬌗、中线偏斜、患侧后牙常为近中关系、健侧后牙常为反𬌗。

3. X线检查主要表现为一侧髁突颈发育过度或双侧髁突颈发育不等长。

4. 注意与半侧下颌肥大畸形、半侧颜面短小畸形、偏面萎缩畸形和单侧髁突发育不全相鉴别。半侧下颌肥大畸形仅表现为单侧髁突、下颌升支和体部肥大或一侧软硬组织均肥大;半侧颜面短小畸形是由于第一、二鳃弓发育异常引起,又称为第一、二鳃弓综合征,临床表现多样,可以累积多个面部器官,甚至颅骨和脊柱;偏面萎缩畸形为同时累及上下颌骨,甚至眶周及颧部软硬组织的复杂颜面部不对称畸形;单侧髁突发育不全多有外伤史,表现为一侧髁突发育过小,同侧升支短小,髁中线及下颌切牙中线偏向患侧,后牙反𬌗。

【治疗原则及方案】

1. 术前正畸治疗 行术前正畸矫正长期代偿性移位的牙齿,调整不协调的牙弓,排齐牙列,消除牙的代偿性倾斜。

2. 手术治疗 一般通过下颌升支矢状骨劈开术和下颌升支垂直骨切开术,旋转下颌体纠正下颌偏斜。下颌升支矢状骨劈开术是最常用且相对安全的手术方法,下颌升支垂直骨切开术主要用于有反𬌗者;对于严重的患者,应采用上下颌骨同期手术矫正。

3. 术后正畸治疗 可轻微调整在愈合过程中骨块的移动或巩固治疗疗效。

八、单侧小下颌畸形

【病因】

目前病因尚不清楚。继发性单侧小下颌畸形常见于因创伤、炎症及医源性等因素破坏颞下颌关节生长发育中心所致。

【诊断与鉴别诊断】

1. 正面观面部左右不对称,患侧面部偏小,颏中线偏向患侧。

2. 侧面观患者呈小颌畸形。

3. 𬌗平面偏斜,上下颌牙弓不协调,咬合关系紊乱,下颌中切牙偏向患侧,患侧前牙多为深覆𬌗及深覆盖。

4. 常同时伴有颞下颌关节症状,如张口型偏向患侧、不同程度的张口受限等。

5. 继发性单侧小下颌畸形患者有外伤、手术等损伤史。

6. X线检查表现为患侧髁突及下颌升支较健侧短小,下颌体长度不足,患侧可有较为明显的角前切迹,继发性小下颌畸形可见患侧髁突或升支正常解剖结构发生破坏。

7. 应注意与半侧颜面短小畸形(第一、二鳃弓综合征引起的先天性颅颌面畸形)、半侧颜面萎缩(单侧面部皮肤、软组织及骨组织的渐进性萎缩)、偏颌畸形(多由一侧髁突颈部发育过度或增生所致一侧下颌过长)相鉴别。

【治疗原则及方案】

1. 术前正畸治疗 术前正畸排齐牙列,去除代偿,如患者上下颌牙弓不协调,下颌牙弓缩窄明显者,可采用正畸扩弓或外科辅助扩弓。

2. 手术治疗 口内咬合良好者,可直接行正颌手术治疗,否则应先行术前正畸治疗。一般行双侧下颌骨矢状劈开术,旋转或前徙患侧下颌骨;若𬌗平面明显偏斜者,需同时进行上颌骨 Le Fort I 型骨切开术;若同时伴有下颌升支及下颌角部缺损者,可进行自体骨移植术以恢复正常外形;经上述手术后颏部仍有偏斜者,则需同期行颏成形术,前徙或增加颏部高度。

九、半侧颜面萎缩

【病因】

发病机制尚不清楚,该疾病没有遗传倾向。目前对该病发病机制的假说包括三叉神经学说、损伤学说、硬皮病学说、感染学说、神经皮肤综合征学说、交感神经学说、神经管嵴细胞迁移异常学说等,但均不能予以完整解释。

【诊断与鉴别诊断】

1. 多见于青春后期开始发病,女性多于男性,左右侧发病无差异。

2. 表现为单侧面部皮肤、软组织（包括肌肉）、软骨及骨组织的渐进性萎缩，导致患侧颜面凹陷、鼻翼短小、红唇变薄，口角偏斜，咬合关系紊乱。

3. 萎缩常从一侧面部某一点开始，沿三叉神经支配区域的皮肤开始出现萎缩，逐渐波及皮下组织、肌肉、软骨、颧骨、颞骨、上颌骨和下颌骨等组织。

4. 进行性萎缩可持续 2~10 年，称为活跃期，随后进入病情稳定的静止期。

5. 病变一般不超过中线，与正常组织界限分明，常在正中线或稍偏一侧出现分界凹陷痕迹，称为军刀痕。

6. 组织萎缩的同时病变区皮肤可出现脱屑、色素沉着或呈硬皮样改变，也可出现三叉神经痛、面部感觉障碍以及眼部病变和癫痫。

【治疗原则及方案】

1. 保守治疗　保守治疗包括理疗、针刺、封闭以及免疫治疗等，但常难以取得明显疗效。

2. 手术治疗　手术应在病情稳定 18~24 个月后的疾病静止期进行。手术方法主要包括软组织移植、骨骼支架重建以及人工材料植入修复萎缩的面部。软组织重建常用自体游离脂肪移植、自体筋膜-脂肪游离移植、自体真皮-脂肪游离移植、脂肪和间充质干细胞移植、组织替代材料充填以及吻合血管的游离组织移植。骨骼支架重建主要包括自体骨移植、牵张成骨、正颌外科手术等方法。人工材料植入主要有聚醚醚酮（PEEK）、硅胶块、膨体、高分子多孔聚乙烯聚合物等。目前利用数字化设计 3D 打印技术术前预制假体填充材料，可以镜面精确恢复骨骼外形。

（王涛　李汶洋）

第十章

口腔颌面部后天缺损与畸形

一、软组织后天缺损与畸形

【病因】

口腔颌面部软组织后天缺损与畸形主要是因损伤或肿瘤手术所导致,也可因感染、物理或化学损伤等因素,以及损伤或术后的瘢痕挛缩所致。

【诊断与鉴别诊断】

1. 一般有口腔颌面部外伤史或肿瘤手术病史。

2. 常发生在唇、颊、舌和软腭等部位,均表现为不同程度和不同范围的软组织缺损,缺损局部可伴有感染、水肿、瘢痕或其他病变。

3. 唇、颊部组织的缺损或瘢痕挛缩可因口唇闭合不全而出现流涎,也可引起张口受限、张口偏斜、进食不便和语言障碍等。

4. 舌、软腭等组织缺损后可引起吞咽障碍及语音功能障碍。

5. 肿瘤切除术后导致的缺损畸形,应仔细检查局部有无肿瘤残留或复发。

6. 外伤引起缺损者,其创缘常不整齐,可伴有异物残留。

7. 应注意鉴别是否同时合并有骨组织的缺损,注意鉴别组织是缺损还是畸形。

8. MRI 对软组织具有较高的分辨率,可多方位、多平面地显示组织形态,提供组织缺损较为精确的立体信息。增强 CT 可了解缺损或畸形部位以及周围组织的血供情况及与周围血管的关系,也可了解是否合并有骨组织的缺损。

【治疗原则及方案】

1. **手术治疗** 口腔颌面部缺损和畸形的情况复杂,个体差异大,应针对不同个体病例制订合适的个体化治疗方案。手术修复时,应根据缺损部位和范围,在尽可能恢复形态和功能的基础上,遵循以下循序渐进的原则选用适宜的修复方法,即先考虑直接拉拢缝合修复,其次考虑邻位皮瓣或游离皮片移植修复,最后考虑远位带蒂皮瓣或血管化游离皮瓣移植修复。

(1)直接拉拢缝合修复:一般可用于上下唇缺损未超过全唇 1/3 者、面颊部小范围缺损和舌部缺损未超过 1/2 者,均可行直接拉拢缝合修复。对于面部组织松弛的老龄人,有时面颊部较大范围缺损仍能直接拉拢缝合修复。

(2)邻位皮瓣修复:修复方式多样,灵活性很大,需具体情况具体分析。原则是在缺损周边通过作各种附加切口制备各种邻位皮瓣,通过对皮瓣滑行或旋转或移位修复缺损,一般原则是:下唇 1/3~1/2 缺损可行双侧下唇皮瓣滑行或对侧唇交叉组织瓣转移(也称 Abbe-Estlander 法)修复。下唇 2/3 缺损可行唇颊组织瓣滑行(也称 Bernard 手术)或扇形颊瓣转移修复;上唇 1/2 缺损可行唇颊滑行瓣修复,若缺损位于上唇中份可行 Abbe 瓣交叉转移修复。上唇 2/3 左右缺损可行三合一组织瓣修复;下唇唇红黏膜缺损不能直接拉拢缝合时,为了获得好的唇红部色泽,可用舌背边缘黏膜制备舌瓣修复;对于面部组织松弛的部分老龄人,扇形颊瓣转移法也可用于下唇 2/3 以上或全下唇缺损的修复。

(3)游离皮片移植修复:用于不能直接拉拢缝合的面部皮肤或口内黏膜等较大的浅层组织缺损修复。面部皮肤及浅层组织缺损应用全厚或厚中厚皮片移植修复。口内黏膜及浅层组织缺损应用薄中厚皮片移植修复,或生物材料如口腔修复膜修复。有感染的肉芽创面或骨面应用表层皮片移植修复。

(4)远位带蒂皮瓣或远位血管化游离皮瓣移植修复:用于以上方法不能

修复的口腔颌面部的各型缺损。常用的带蒂皮瓣有颏下岛状皮瓣、颈阔肌皮瓣、胸锁乳突肌皮瓣和胸大肌皮瓣等,常用的远位血管化游离皮瓣有前臂皮瓣、股前外侧皮瓣和背阔肌皮瓣等。应根据唇、颊、舌和软腭等口腔颌面部的不同部位和缺损范围,以及供区和受区血管情况等选择合适的皮瓣进行修复。

2. 赝复体修复:对于口腔颌面部一些特殊部位的皮肤及软组织或器官的缺损,如眼、鼻及耳缺损者,可用调至成与患者皮肤颜色一致的硅橡胶等树脂材料制备眼赝复体、鼻赝复体和耳赝复体等颜面部赝复体进行修复,可获得较好的效果。

二、颌骨后天缺损与畸形

【病因】

颌面部骨组织缺损与畸形常由肿瘤术后、损伤及炎症等所导致。

【诊断与鉴别诊断】

1. 一般有口腔颌面部外伤史或肿瘤手术病史。

2. 骨缺损部位表现为局部塌陷畸形,两侧面容不对称。

3. 上颌骨前部严重缺损者或全上颌缺损者,表现为面中份凹陷畸形,面部呈现老态,说话时带有过度鼻音。

4. 下颌骨一侧节段性缺损或半侧缺损时,可出现咬合关系紊乱、张口受限和偏向患侧畸形。颏部或双侧下颌骨体部以及全下颌骨缺损时,可出现典型的“小下颌”畸形或“鸟嘴”畸形,同时可伴有阻塞性睡眠呼吸暂停综合征的症状。

5. 眶底骨缺损时,可引起眼球运动障碍,产生复视或视力障碍。

6. 肿瘤切除术后导致的颌骨缺损畸形,应仔细检查局部有无肿瘤残留或复发。

7. 损伤引起的颌骨缺损畸形,有时可伴有异物残留、骨髓炎、炎性病灶存在。

8. 颌骨组织缺损时多伴有周围软组织的缺损,应注意鉴别。

9. X 线片、CT 三维重建及 3D 技术均可确定骨质缺损的部位、范围和大小。其中 CT 三维重建及 3D 技术更能清晰地显示和再现骨组织的轮廓结构,能够从三维空间结构上了解骨组织缺损情况及其与周缘软硬组织的情况。

【治疗原则及方案】

1. 单纯义齿修复　适用于下颌骨牙槽局部骨质缺损或上颌骨牙槽局部骨质缺损未累及上颌窦,且邻近余留有健康牙齿者。

2. 赝复体修复　赝复体一般用于上颌骨缺损修复,是修复上颌骨缺损简单易行而有效的方法,目前在临床上广泛应用。对双侧上颌骨缺损行赝复体修复固位困难时,可于颧骨植入种植体,采用种植体支持式赝复体修复。

3. 手术修复　因个体差异大,应针对不同个体病例制订合适的个体化手术治疗方案。手术应在无肿瘤复发,无急性炎症的基础上进行,一般以自体骨移植修复为主。应注意借助三维重建技术(3D 技术)、CAD/CAM 技术及手术导航等计算机辅助技术用于术前设计、手术模拟、术中指导及术后的预测,提高颌骨缺损重建的精准性,达到个性化重建的目标。临床常见颌骨缺损手术修复的方法有:

(1) 成形性骨松质或人工骨粉等人工生物材料植入修复:成形性骨松质或人工骨粉适用于修复局部小范围的骨质缺损,常用于较小的颌骨囊肿刮除术后的骨质缺损修复;人工钛网可用于眶底骨缺损修复,也可根据上颌骨缺损情况将钛网预制成颌骨支架固定于上颌骨缺损区,然后植入成形性骨松质或混入人工骨粉行上颌骨缺损修复;在感染较重、软组织缺失较多而不能行血管化植骨时,以及在无法判断恶性肿瘤是否彻底切净时,可植入人工重建钛板维持下颌骨缺隙,防止骨段移位,减少瘢痕挛缩,为后期植骨整复创造条件。

（2）自体骨移植修复：包含单纯自体骨游离移植、带蒂血管化自体骨移植和血管化自体游离骨移植。上颌骨缺损的自体骨移植修复一般选用游离或血管化的腓骨、其次为游离髂骨。单纯下颌骨体部缺损可采用自体游离腓骨或髂骨移植修复，但在瘢痕区、放疗区或慢性感染病灶区由于单纯自体游离移植骨不易存活，因而不宜使用，应采用血管化自体游离骨移植。血管化自体游离骨移植是目前修复下颌骨缺损的金标准，用于移植的供体骨主要有血管化游离腓骨和血管化游离髂骨，由于髂骨仅能提供 9~10cm 长的骨组织，若骨缺损超过此长度则无法选用。腓骨是目前应用最广泛的供骨，可提供长达 25cm 的移植骨长度，能满足全下颌骨缺损及半侧下颌骨缺损的修复，常采用数字化外科技术辅助设计进行分段式塑形修复，当单层腓骨移植重建下颌骨的垂直骨量不足时可行平行折叠腓骨移植。对于不能行血管化骨移植的半侧下颌骨缺损者，可用对侧第 7~9 对的肋骨和肋软骨游离移植修复。由于移植的游离骨并不能随残余下颌骨同步发育，对于儿童单纯的下颌骨缺损，一般采用肋骨等暂时性修复，等待女性患者 13 岁以后、男性患者 15 岁以后再行下颌骨重建修复。带肌蒂的骨移植由于血供较差、抗感染力不高，目前临床上已很少使用。

（3）自体骨-肌皮瓣移植修复：用带有皮肤和肌肉的骨-肌皮瓣移植修复主要用于颌骨缺损同时伴有较大范围的皮肤及肌肉组织缺损，或局部经过大剂量放射，多次手术、外伤，受植区有广泛瘢痕，血供不良者。临床上广泛应用而有效的方法主要有血管化游离腓骨-肌皮瓣和血管化游离髂骨-肌皮瓣移植修复。

目前强调功能化颌骨缺损修复，要求颌骨缺损重建不仅要恢复解剖外形，在此基础上还应再进行牙种植体植入及义齿修复，以重建咬合功能，实现真正的功能化颌骨修复。

（杨凯 陈丹 陈睿）

附　录

附录一　唇和口腔癌国际 TNM 分类及分期

（适用于来源于唇和口腔上皮及小唾液腺的肿瘤）

美国癌症联合委员会（AJCC）（第八版，2017 年）

原发肿瘤（T）

T_x　原发肿瘤不能评估

T_{is}　原位癌

T_1　肿瘤最大径≤2cm，DOI≤5mm（DOI 是肿瘤侵袭深度，而不是肿瘤的厚度）

T_2　肿瘤最大径≤2cm，5mm<DOI≤10mm；或 2cm<肿瘤最大径≤4cm，DOI≤10mm

T_3　肿瘤最大径>4cm；或任何 DOI>10mm

T_4　中等晚期局部疾病或非常晚期局部疾病

T_{4a}　中等晚期局部疾病；（唇）肿瘤侵犯骨皮质或侵犯下牙槽神经、口底，或面部皮肤（如颏或鼻部），（口腔）肿瘤只侵犯邻近组织（如穿透上颌骨或下颌骨的骨皮质、或累及上颌窦或面部皮肤）；原发牙龈肿瘤仅侵犯浅表骨/牙槽窝者不足以将其分类为 T_4

T_{4b}　非常晚期局部疾病；肿瘤侵犯咀嚼肌间隙、翼板、或颅底和/或包绕颈内动脉

（DOI，depth of invasion，浸润深度）

临床区域淋巴结（cN）

N_x　区域淋巴结不能评估

N_0　无区域淋巴结转移

N_1　同侧单个淋巴结转移，最大径≤3cm，ENE（−）

N_2　同侧单个淋巴结转移，3cm< 最大径≤6cm，ENE（−）；或同侧多个淋巴结转移，最大径≤6cm，ENE（−）；或双侧或对侧淋巴结转移，最大径≤6cm，ENE（−）

N_{2a}　同侧单个淋巴结转移，3cm< 最大径≤6cm，ENE（−）

N_{2b}　同侧多个淋巴结转移，最大径≤6cm，ENE（−）

N_{2c}　双侧或对侧淋巴结转移，最大径≤6cm，ENE（−）

N_3　转移淋巴结最大径 >6cm，ENE（−）；任何淋巴结转移，ENE（+）

N_{3a}　转移淋巴结最大径 >6cm，ENE（−）

N_{3b}　任何淋巴结转移，ENE（+）

注：临床和病理 ENE（extranodal extension，淋巴结包膜外侵犯）情况记录方式为 ENE（−）或 ENE（+）；可分别用"U"或"L"表示颈部转移淋巴结位于环状软骨下缘之上或环状软骨下缘之下。

病理区域淋巴结（pN）

N_x　区域淋巴结不能评估

N_0　无区域淋巴结转移

N_1　同侧单个淋巴结转移，最大径≤3cm，ENE（−）

N_2　同侧单个淋巴结转移，最大径≤3cm，ENE（+）；或 3cm< 最大径≤6cm，ENE（−）；或同侧多个淋巴结转移，最大径≤6cm，ENE（−）；或双侧或对侧淋巴结转移，最大径≤6cm，ENE（−）

N_{2a}　单个同侧或者对侧淋巴结转移，最大径≤3cm，ENE（+）；或者同侧单个淋巴结转移，3cm< 最大径≤6cm，ENE（−）

N_{2b}　同侧多个淋巴结转移，最大径≤6cm，ENE（−）

N_{2c}　双侧或对侧淋巴结转移，最大径≤6cm，ENE（−）

N_3　转移淋巴结最大径 >6cm,ENE(−);或同侧单个淋巴结转移,最大径 >3cm,ENE(+);或者多个同侧,对侧或双侧淋巴结转移,伴 ENE(+)

N_{3a}　转移淋巴结最大径 >6cm,ENE(−)

N_{3b}　同侧单个淋巴结最大径 >3cm,且 ENE(+);或者多个同侧,对侧或双侧淋巴结转移,伴 ENE(+)

注:临床和病理 ENE(extranodal extension,淋巴结包膜外侵犯)情况记录方式为 ENE(−)或 ENE(+);可分别用 "U" 或 "L" 表示颈部转移淋巴结位于环状软骨下缘之上或环状软骨下缘之下;书写时应加前缀 c 或 p 以区别临床分期和病理分期,如 cN_1 或 pN_1。

远处转移(M)

M_0　无远处转移

M_1　有远处转移,代号如下:

肺 PUL,淋巴结 LYM,皮肤 SKI,骨 OSS,骨髓 MAR,肝 HEP,胸膜 PLE,脑 BRA,腹膜 PER,其他部位 OTH。

(书写时应加前缀 c 或 p 以区别临床分期和病理分期,例如影像学发现患者有远处转移记为 cM_1,病理学证实的远处转移记为 pM_1)

AJCC 预后分期

Ⅰ期	T_1	N_0	M_0
Ⅱ期	T_2	N_0	M_0
Ⅲ期	T_3	N_0	M_0
	T_1	N_1	M_0
	T_2	N_1	M_0
	T_3	N_1	M_0
ⅣA 期	T_{4a}	N_0	M_0
	T_{4a}	N_1	M_0
	T_1	N_2	M_0
	T_2	N_2	M_0
	T_3	N_2	M_0

	T_{4a}	N_2	M_0
ⅣB 期	任何 T	N_3	M_0
	T_{4b}	任何 N	M_0
ⅣC 期	任何 T	任何 N	M_1

附录二　HPV 相关性（p16+）口咽癌 国际 TNM 分类及分期

美国癌症联合委员会（AJCC）（第八版，2017 年）

原发肿瘤（T）

T_0　无原发肿瘤证据

T_1　肿瘤最大径≤2cm

T_2　2cm< 肿瘤最大径≤4cm

T_3　肿瘤最大径 >4cm 或肿瘤侵犯会厌部

T_4　中等晚期局部疾病；肿瘤侵犯喉、舌的外部肌肉，翼内肌、硬腭或下颌骨或超过[*]

[*] 舌根和会厌溪的原发肿瘤从会厌舌表面延伸未侵犯喉

临床区域淋巴结（cN）

N_x　区域淋巴结不能评估

N_0　无区域淋巴结转移

N_1　同侧单个或多个淋巴结转移，最大径≤6cm

N_2　双侧或对侧淋巴结转移，最大径≤6cm

N_3　转移淋巴结最大径 >6cm

病理区域淋巴结（pN）

N_x　区域淋巴结不能评估

pN_0　无区域淋巴结转移

pN_1　转移淋巴结个数≤4

pN$_2$　转移淋巴结个数 >4

远处转移（M）

M$_0$　无远处转移

M$_1$　有远处转移

临床 AJCC 预后分期

Ⅰ期	T$_0$	N$_0$	M$_0$
	T$_1$	N$_0$	M$_0$
	T$_2$	N$_0$	M$_0$
	T$_0$	N$_1$	M$_0$
	T$_1$	N$_1$	M$_0$
	T$_2$	N$_1$	M$_0$
Ⅱ期	T$_0$	N$_2$	M$_0$
	T$_1$	N$_2$	M$_0$
	T$_2$	N$_2$	M$_0$
	T$_3$	N$_2$	M$_0$
	T$_3$	N$_0$	M$_0$
	T$_3$	N$_1$	M$_0$
Ⅲ期	T$_4$	任何 N	M$_0$
	任何 T	N$_3$	M$_0$
Ⅳ期	任何 T	任何 N	M$_1$

病理 AJCC 预后分期

Ⅰ期	T$_0$	N$_0$	M$_0$
	T$_1$	N$_0$	M$_0$
	T$_2$	N$_0$	M$_0$
	T$_0$	N$_1$	M$_0$
	T$_1$	N$_1$	M$_0$
	T$_2$	N$_1$	M$_0$
Ⅱ期	T$_3$	N$_0$	M$_0$

T_4	N_0	M_0
T_3	N_1	M_0
T_4	N_1	M_0
T_0	N_2	M_0
T_1	N_2	M_0
T_2	N_2	M_0
III 期　　T_3	N_2	M_0
T_4	N_2	M_0
IV 期　　任何 T	任何 N	M_1

附录三　口咽癌（p16–）国际 TNM 分类及分期

美国癌症联合委员会（AJCC）（第八版，2017 年）

原发肿瘤（T）

T_x　原发肿瘤不能评估

T_{is}　原位癌

T_1　肿瘤最大径 ≤2cm

T_2　2cm< 肿瘤最大径 ≤4cm

T_3　肿瘤最大径 >4cm，或肿瘤侵犯会厌部

T_4　中等晚期局部疾病或非常晚期局部疾病

T_{4a}　中等晚期局部疾病；肿瘤侵犯喉、舌的外部肌肉，翼内肌、硬腭或下颌骨 *

T_{4b}　非常晚期局部疾病；肿瘤侵犯翼外肌、翼板、鼻咽侧壁、或颅底和 / 或包绕颈内动脉

* 舌根和会厌溪的原发肿瘤从会厌舌表面延伸未侵犯喉。

临床区域淋巴结（N）

N_x　区域淋巴结不能评估

N₀ 无区域淋巴结转移

N_1 同侧单个淋巴结转移,最大径≤3cm;ENE(-)

N_2 同侧单个淋巴结转移,3cm<最大径≤6cm;ENE(-);或同侧多个淋巴结转移,最大径≤6cm,ENE(-);或双侧或对侧淋巴结转移,最大径≤6cm,ENE(-)

N_{2a} 同侧单个淋巴结转移,3cm<最大径≤6cm,ENE(-)

N_{2b} 同侧多个淋巴结转移,最大径≤6cm,ENE(-)

N_{2c} 双侧或对侧淋巴结转移,最大径≤6cm,ENE(-)

N_3 转移淋巴结最大径>6cm,ENE(-);任何淋巴结转移,ENE(+)

N_{3a} 转移淋巴结最大径>6cm,ENE(-)

N_{3b} 任何淋巴结转移,ENE(+)

注:临床和病理 ENE(extranodal extension,淋巴结包膜外侵犯)情况记录方式为 ENE(-)或 ENE(+);可分别用"U"或"L"表示颈部转移淋巴结位于环状软骨下缘之上或环状软骨下缘之下。

病理区域淋巴结(pN)

N_x 区域淋巴结不能评估

N_0 无区域淋巴结转移

N_1 同侧单个淋巴结转移,最大径≤3cm;ENE(-)

N_2 同侧单个淋巴结转移,最大径≤3cm,ENE(+);或3cm<最大径≤6cm,ENE(-);或同侧多个淋巴结转移,最大径≤6cm,ENE(-);或双侧或对侧淋巴结转移,最大径≤6cm,ENE(-)

N_{2a} 单个同侧或者对侧淋巴结转移,最大径≤3cm,ENE(+);或者同侧单个淋巴结转移,3cm<最大径≤6cm,ENE(-)

N_{2b} 同侧多个淋巴结转移,最大径≤6cm,ENE(-)

N_{2c} 双侧或对侧淋巴结转移,最大径≤6cm,ENE(-)

N_3 转移淋巴结最大径>6cm,ENE(-);或同侧单个淋巴结转移,最大径>3cm,ENE(+);或者多个同侧,对侧或双侧淋巴结转移,伴 ENE(+)

N_{3a} 转移淋巴结最大径>6cm,ENE(-)

N_{3b}　同侧单个淋巴结最大径 >3cm,且 ENE（＋）;或者多个同侧,对侧或双侧淋巴结转移,伴 ENE（＋）

注:临床和病理 ENE（extranodal extension,淋巴结包膜外侵犯）情况记录方式为 ENE（－）或 ENE（＋）;可分别用"U"或"L"表示颈部转移淋巴结位于环状软骨下缘之上或环状软骨下缘之下。

远处转移（M）

M_0　无远处转移。

M_1　有远处转移。

AJCC 预后分期

0 期	T_{is}	N_0	M_0
Ⅰ期	T_1	N_0	M_0
Ⅱ期	T_2	N_0	M_0
Ⅲ期	T_3	N_0	M_0
	T_1	N_1	M_0
	T_2	N_1	M_0
	T_3	N_1	M_0
ⅣA 期	T_{4a}	N_0	M_0
	T_{4a}	N_1	M_0
	T_{4a}	N_2	M_0
	T_1	N_2	M_0
	T_2	N_2	M_0
	T_3	N_2	M_0
ⅣB 期	T_{4b}	任何 N	M_0
	任何 T	N_3	M_0
ⅣC 期	任何 T	任何 N	M_1

附录四　头颈部皮肤鳞状细胞癌
国际 TNM 分类及分期

美国癌症联合委员会（AJCC）（第八版，2017 年）

原发肿瘤（T）

T_x　原发肿瘤不能评估

T_{is}　原位癌

T_1　肿瘤最大径 <2cm

T_2　2cm ≤肿瘤最大径 <4cm

T_3　肿瘤最大径 ≥4cm，或微小骨质侵蚀，或神经周围受侵，或深部受侵 *

T_4　肿瘤侵犯骨密质 / 骨髓，侵犯颅底和 / 或颅底孔

T_{4a}　肿瘤侵犯骨密质 / 骨髓

T_{4b}　肿瘤侵犯颅底和 / 或颅底孔

* 深部受侵定义为浸润超过皮下脂肪或 >6mm（从邻近正常表皮颗粒层到肿瘤底部）；神经周围受侵定义为神经鞘内的肿瘤细胞浸润比真皮深 0.1mm，或有命名神经在临床或影像学上有受侵表现，但无颅骨受累。

临床区域淋巴结（cN）

N_x　区域淋巴结不能评估

N_0　无区域淋巴结转移

N_1　同侧单个淋巴结转移，最大径 ≤3cm，ENE（－）

N_2　同侧单个淋巴结转移，3cm< 最大径 ≤6cm，ENE（－）；或同侧多个淋巴结转移，最大径 ≤6cm，ENE（－）；或双侧或对侧淋巴结转移，最大径 ≤6cm，ENE（－）

N_{2a}　同侧单个淋巴结转移，3cm< 最大径 ≤6cm，ENE（－）

N_{2b}　同侧多个淋巴结转移，最大径 ≤6cm，ENE（－）

N_{2c}　双侧或对侧淋巴结转移,最大径≤6cm,ENE(-)

N_3　转移淋巴结最大径 >6cm,ENE(-);任何淋巴结转移,ENE(+)

N_{3a}　转移淋巴结最大径 >6cm,ENE(-)

N_{3b}　任何淋巴结转移,ENE(+)

注:临床和病理 ENE(extranodal extension,淋巴结包膜外侵犯)情况记录方式为 ENE(-)或 ENE(+);可分别用"U"或"L"表示颈部转移淋巴结位于环状软骨下缘之上或环状软骨下缘之下。

病理区域淋巴结(pN)

N_x　区域淋巴结不能评估

N_0　无区域淋巴结转移

N_1　同侧单个淋巴结转移,最大径≤3cm;ENE(-)

N_2　同侧单个淋巴结转移,最大径≤3cm,ENE(+);或 3cm< 最大径≤6cm,ENE(-);或同侧多个淋巴结转移,最大径≤6cm,ENE(-);或双侧或对侧淋巴结转移,最大径≤6cm,ENE(-)

N_{2a}　单个同侧或者对侧淋巴结转移,最大径≤3cm,ENE(+);或者同侧单个淋巴结转移,3cm< 最大径≤6cm,ENE(-)

N_{2b}　同侧多个淋巴结转移,最大径≤6cm,ENE(-)

N_{2c}　双侧或对侧淋巴结转移,最大径≤6cm,ENE(-)

N_3　转移淋巴结最大径 >6cm,ENE(-);或同侧单个淋巴结转移,最大径 >3cm,ENE(+);或者多个同侧,对侧或双侧淋巴结转移,伴 ENE(+)

N_{3a}　转移淋巴结最大径 >6cm,ENE(-)

N_{3b}　同侧单个淋巴结最大径 >3cm,且 ENE(+);或者多个同侧,对侧或双侧淋巴结转移,伴 ENE(+)

注:临床和病理 ENE(extranodal extension,淋巴结包膜外侵犯)情况记录方式为 ENE(-)或 ENE(+);可分别用"U"或"L"表示颈部转移淋巴结位于环状软骨下缘之上或环状软骨下缘之下。

远处转移(M)

M_0　无远处转移

M_1　有远处转移

AJCC 预后分期

0 期	T_{is}	N_0	M_0
I 期	T_1	N_0	M_0
II 期	T_2	N_0	M_0
III 期	T_3	N_0	M_0
	T_1	N_1	M_0
	T_2	N_1	M_0
	T_3	N_1	M_0
IV 期	T_1	N_2	M_0
	T_2	N_2	M_0
	T_3	N_2	M_0
	任何 T	N_3	M_0
	T_4	任何 N	M_0
	任何 T	任何 N	M_1

附录五　鼻腔和鼻窦肿瘤国际 TNM 分类及分期

（适合来源于鼻腔和鼻窦内上皮的恶性肿瘤）

美国癌症联合委员会（AJCC）（第八版，2017 年）

原发肿瘤（T）

上颌窦

T_x　原发肿瘤不能评估

T_{is}　原位癌

T_1　肿瘤局限在上颌窦黏膜，无骨质破坏或侵蚀

T_2　肿瘤导致骨质破坏或侵蚀，包括侵犯至硬腭和 / 或中鼻道，未侵犯至上颌窦的后壁和翼板

T_3 肿瘤侵犯任何以下一处:上颌窦的后壁骨质、皮下组织、眼眶的底壁或内侧壁、翼腭窝、筛窦

T_4 中等晚期局部疾病或非常晚期局部疾病

T_{4a} 中等晚期局部疾病:肿瘤侵犯眼眶内容物前部、颊部皮肤、翼板、颞下窝、筛板、蝶窦或额窦

T_{4b} 非常晚期局部疾病:肿瘤侵犯下列任何一个部位:眶尖、硬脑膜、脑组织、中颅窝、颅神经(除三叉神经上颌支 V2)、鼻咽或斜坡

鼻腔和筛窦

T_x 原发肿瘤不能评估

T_{is} 原位癌

T_1 肿瘤局限在任何一个亚区,有或无骨质破坏

T_2 肿瘤侵犯一个区域内的 2 个亚区或侵犯至鼻筛复合体内的 1 个相邻区域,伴或不伴有骨质破坏

T_3 肿瘤侵犯眼眶的底壁或内侧壁、上颌窦、腭部或筛板

T_4 中等晚期局部疾病或非常晚期局部疾病

T_{4a} 中等晚期局部疾病:肿瘤侵犯任何以下一处:眼眶内容物前部、鼻部或颊部皮肤、微小侵犯至前颅窝、翼板、蝶窦或额窦

T_{4b} 非常晚期局部疾病:肿瘤侵犯任何以下一处:眶尖、硬脑膜、脑组织、中颅窝、颅神经(除三叉神经上颌支 V2)、鼻咽或斜坡

临床区域淋巴结(cN)

N_x 区域淋巴结不能评估

N_0 无区域淋巴结转移

N_1 同侧单个淋巴结转移,最大径≤3cm,ENE(−)

N_2 同侧单个淋巴结转移,3cm<最大径≤6cm,ENE(−);或同侧多个淋巴结转移,最大径≤6cm,ENE(−);或双侧或对侧淋巴结转移,最大径≤6cm,ENE(−)

N_{2a} 同侧单个淋巴结转移,3cm<最大径≤6cm,ENE(−)

N_{2b} 同侧多个淋巴结转移,最大径≤6cm,ENE(−)

N_{2c}　双侧或对侧淋巴结转移,最大径≤6cm,ENE(−)

N_3　转移淋巴结最大径>6cm,ENE(−);任何淋巴结转移,ENE(+)

N_{3a}　转移淋巴结最大径>6cm,ENE(−)

N_{3b}　任何淋巴结转移,ENE(+)

(ENE,extranodal extension,淋巴结包膜外侵犯)

注:临床和病理 ENE(extranodal extension,淋巴结包膜外侵犯)情况记录方式为 ENE(−)或 ENE(+);可分别用"U"或"L"表示颈部转移淋巴结位于环状软骨下缘之上或环状软骨下缘之下。

病理区域淋巴结(pN)

N_x　区域淋巴结不能评估

N_0　无区域淋巴结转移

N_1　同侧单个淋巴结转移,最大径≤3cm;ENE(−)

N_2　同侧单个淋巴结转移,最大径≤3cm,ENE(+);或 3cm<最大径≤6cm,ENE(−);或同侧多个淋巴结转移,最大径≤6cm,ENE(−);或双侧或对侧淋巴结转移,最大径≤6cm,ENE(−)

N_{2a}　单个同侧或者对侧淋巴结转移,最大径≤3cm,ENE(+);或者同侧单个淋巴结转移,3cm<最大径≤6cm,ENE(−)

N_{2b}　同侧多个淋巴结转移,最大径≤6cm,ENE(−)

N_{2c}　双侧或对侧淋巴结转移,最大径≤6cm,ENE(−)

N_3　转移淋巴结最大径>6cm,ENE(−);或同侧单个淋巴结转移,最大径>3cm,ENE(+);或者多个同侧,对侧或双侧淋巴结转移,伴 ENE(+)

N_{3a}　转移淋巴结最大径>6cm,ENE(−)

N_{3b}　同侧单个淋巴结最大径>3cm,且 ENE(+);或者多个同侧,对侧或双侧淋巴结转移,伴 ENE(+)

注:临床和病理 ENE(extranodal extension,淋巴结包膜外侵犯)情况记录方式为 ENE(−)或 ENE(+);可分别用"U"或"L"表示颈部转移淋巴结位于环状软骨下缘之上或环状软骨下缘之下。

远处转移（M）

M₀　无远处转移

M₁　有远处转移

AJCC 预后分期

0 期	T_{is}	N_0	M_0
Ⅰ 期	T_1	N_0	M_0
Ⅱ 期	T_2	N_0	M_0
Ⅲ 期	T_3	N_0	M_0
	T_1	N_1	M_0
	T_2	N_1	M_0
	T_3	N_1	M_0
ⅣA 期	T_{4a}	N_0	M_0
	T_{4a}	N_1	M_0
	T_1	N_2	M_0
	T_2	N_2	M_0
	T_3	N_2	M_0
	T_{4a}	N_2	M_0
ⅣB 期	T_{4b}	任何 N	M_0
	任何 T	N_3	M_0
ⅣC 期	任何 T	任何 N	M_1

附录六　原发灶不明的颈部转移癌 国际 TNM 分类及分期

（适用于转移至颈部淋巴结的鳞状细胞癌和来源于唾液腺的恶性上皮性肿瘤）

美国癌症联合委员会（AJCC）（第八版，2017 年）

原发肿瘤（T）

原发灶不明，均为 T_0

临床区域淋巴结（cN）

N_x　区域淋巴结不能评估

N_0　无区域淋巴结转移

N_1　同侧单个淋巴结转移，最大径 ≤3cm，ENE（－）

N_2　同侧单个淋巴结转移，3cm< 最大径 ≤6cm，ENE（－）；或同侧多个淋巴结转移，最大径 ≤6cm，ENE（－）；或双侧或对侧淋巴结转移，最大径 ≤6cm，ENE（－）

N_{2a}　同侧单个淋巴结转移，3cm< 最大径 ≤6cm，ENE（－）

N_{2b}　同侧多个淋巴结转移，最大径 ≤6cm，ENE（－）

N_{2c}　双侧或对侧淋巴结转移，最大径 ≤6cm，ENE（－）

N_3　转移淋巴结最大径 >6cm，ENE（－）；任何淋巴结转移，ENE（+）（ENEc）

N_{3a}　转移淋巴结最大径 >6cm，ENE（－）

N_{3b}　任何淋巴结转移，ENE（+）（ENEc）

注：中线处淋巴结转移应归为同侧淋巴结转移；临床和病理 ENE（extranodal extension，淋巴结包膜外侵犯）情况记录方式为 ENE（－）或 ENE（+）；ENEc 代表侵犯皮肤、与肌肉粘连固定，或颅神经、臂丛神经、交感干或膈神经受侵导致功能障碍；可分别用"U"或"L"表示颈部转移淋巴结位于环状软骨下缘之上或环状软骨下缘之下。

病理区域淋巴结（pN）

N_x　区域淋巴结不能评估

N_0　无区域淋巴结转移

N_1　同侧单个淋巴结转移，最大径 ≤3cm；ENE（－）

N_2　单个同侧或对侧淋巴结转移，最大径 ≤3cm，ENE（+）；或 3cm< 最大径 ≤6cm，ENE（－）；或同侧多个淋巴结转移，最大径 ≤6cm，ENE（－）；或双侧或对侧淋巴结转移，最大径 ≤6cm，ENE（－）

N_{2a}　单个同侧或者对侧淋巴结转移，最大径 ≤3cm，ENE（+）；或者同侧

单个淋巴结转移，3cm< 最大径≤6cm，ENE（ - ）

N_{2b} 　同侧多个淋巴结转移，最大径≤6cm，ENE（ - ）

N_{2c} 　双侧或对侧淋巴结转移，最大径≤6cm，ENE（ - ）

N_3 　转移淋巴结最大径 >6cm，ENE（ - ）；或同侧单个淋巴结转移，最大径 >3cm，ENE（ + ）；或者多个同侧，对侧或双侧淋巴结转移，伴 ENE（ + ）

N_{3a} 　转移淋巴结最大径 >6cm，ENE（ - ）

N_{3b} 　同侧单个淋巴结最大径 >3cm，且 ENE（ + ）；或者多个同侧，对侧或双侧淋巴结转移，伴 ENE（ + ）

注：可用 ENEmi 或 ENEma 分别表示镜下突破淋巴结包膜肿瘤最大径≤2mm 或 >2mm，ENEmi 和 ENEma 均可记为 ENE（ + ）。

远处转移（M）

M_0 　无远处转移

M_1 　有远处转移

AJCC 预后分期

Ⅲ期	T_0	N_1	M_0
ⅣA 期	T_0	N_2	M_0
ⅣB 期	T_0	N_3	M_0
ⅣC 期	T_0	任何 N	M_1

附录七　头颈部软组织肉瘤 国际 TNM 分类及分期

（适用于除血管肉瘤，胚胎型 / 腺泡型横纹肌肉瘤，卡波西肉瘤和隆突性皮肤纤维肉瘤之外的所有头颈部软组织肉瘤）

美国癌症联合委员会（AJCC）（第八版，2017 年）

原发肿瘤（T）

T_x 　原发肿瘤不能评估

T_1　肿瘤最大径≤2cm

T_2　2cm<肿瘤最大径≤4cm

T_3　肿瘤最大径>4cm

T_4　肿瘤侵犯邻近组织结构

T_{4a}　肿瘤侵犯眼眶,颅底/硬脑膜,侵犯中央室,侵犯面部骨,或侵犯翼肌

T_{4b}　肿瘤侵犯脑实质,包绕颈内动脉,侵犯椎前肌,或侵犯中枢神经系统

区域淋巴结(N)

N_0　无区域淋巴结转移或不确定

N_1　有区域淋巴结转移

远处转移(M)

M_0　无远处转移

M_1　有远处转移

AJCC 预后分期

预后分组还有待资料积累。

附录八　恶性淋巴瘤 Ann Arbor-Cotswolds 分期

恶性淋巴瘤目前广泛应用的分期方法是 Ann/Arbor 分期(Cotswolds 会议修订)。霍奇金淋巴瘤分为 I~IV 期。其中 I~IV 期按淋巴结病变范围区分,脾和韦氏环淋巴组织分别记为一个淋巴结区域。结外病变定为 IV 期,包括骨髓、肺、骨或肝脏受侵犯。此分期方案非霍奇金淋巴瘤也参照使用。

I 期　单个淋巴结区域(I)或局灶性单个结外器官(IE)受侵犯。

II 期　在膈肌同侧的两组或多组淋巴结受侵犯(II)或局灶性单个结外器官及其区域淋巴结受侵犯,伴或不伴横膈同侧其他淋巴结区域受侵犯(IIE)。

注:受侵淋巴结区域数目应以脚注的形式标明(如 II_3)

Ⅲ期　横膈上下淋巴结区域同时受侵犯（Ⅲ），可伴有局灶性相关结外器官（ⅢE）、脾受侵犯（ⅢS）或两者皆有（ⅢE+S）。

Ⅳ期　弥漫性（多灶性）单个或多个结外器官受侵犯，伴或不伴相关淋巴结肿大，或孤立性结外器官受侵犯伴远处（非区域性）淋巴结肿大。如肝或骨髓受累，即使局限也属Ⅳ期。

全身症状分组：分为 A、B 两组。凡无以下症状者为 A 组，有以下症状之一者为 B 组：

1. 不明原因发热大于 38℃。

2. 盗汗。

3. 半年内体重下降 10% 以上。

累及的部位可采用下列记录符号：E,结外；X,直径 10cm 以上的巨块；M,骨髓；S,脾；H,肝；O,骨骼；D,皮肤；P,胸膜；L,肺。

附录九　头颈部黏膜黑色素瘤国际 TNM 分类及分期

美国癌症联合委员会（AJCC）（第八版,2017 年）

原发肿瘤（T）

T_3　肿瘤局限于黏膜和浅层软组织（不论厚度或大小。例如,鼻息肉样疾病,口腔、咽和喉色素或无色素性病变）

T_4　中等晚期局部疾病或非常晚期局部疾病

T_{4a}　中等晚期局部疾病：肿瘤侵犯深部软组织、软骨、骨或表面皮肤

T_{4b}　非常晚期的局部疾病：肿瘤侵犯脑、硬膜、颅底、颅底脑神经（Ⅸ、Ⅹ、Ⅺ、Ⅻ）、咀嚼肌间隙、颈动脉、椎前间隙或纵隔结构

区域淋巴结（N）

N_x　区域淋巴结不能评估

N_0　无区域淋巴结转移

N$_1$　区域淋巴结转移

远处转移（M）

M$_0$　无远处转移

M$_1$　有远处转移

AJCC 预后分期

目前未提出预后分期。

附录十　大唾液腺癌国际 TNM 分类及分期

（适用于腮腺、下颌下腺和舌下腺来源的恶性肿瘤）

美国癌症联合委员会（AJCC）（第八版，2017 年）

原发肿瘤（T）

T$_x$　原发肿瘤不能评估

T$_0$　无原发肿瘤的证据

T$_{is}$　原位癌

T$_1$　肿瘤最大径≤2cm，无肿瘤腺体实质外侵犯*

T$_2$　2cm< 肿瘤最大径≤4cm，无肿瘤腺体实质外侵犯*

T$_3$　肿瘤最大径 >4cm 和 / 或有肿瘤腺体实质外侵犯*

T$_4$　中等晚期局部疾病非常晚期局部疾病

T$_{4a}$　中等晚期局部疾病，肿瘤侵犯皮肤、下颌骨、外耳道和 / 或面神经

T$_{4b}$　非常晚期局部疾病，肿瘤侵犯颅底和 / 或翼板和 / 或包绕颈动脉

*注：肿瘤腺体实质外侵犯指临床或肉眼可见有软组织侵犯的证据，仅显微镜的证据在分级上不足以构成软组织外侵犯。

临床区域淋巴结（cN）

N$_x$　区域淋巴结不能评估

N$_0$　无区域淋巴结转移

N$_1$　同侧单个淋巴结转移，最大径≤3cm，ENE（－）

N₂ 同侧单个淋巴结转移,3cm< 最大径≤6cm,ENE(−);或同侧多个淋巴结转移,最大径≤6cm,ENE(−);或双侧或对侧淋巴结转移,最大径≤6cm,ENE(−)

N₂ₐ 同侧单个淋巴结转移,3cm< 最大径≤6cm,ENE(−)

N₂ᵦ 同侧多个淋巴结转移,最大径≤6cm,ENE(−)

N₂ᵪ 双侧或对侧淋巴结转移,最大径≤6cm,ENE(−)

N₃ 转移淋巴结最大径 >6cm,ENE(−);或任何淋巴结转移,ENE(+)

N₃ₐ 转移淋巴结最大径 >6cm,ENE(−)

N₃ᵦ 任何淋巴结转移,ENE(+)

注:临床和病理 ENE(extranodal extension,淋巴结包膜外侵犯)情况记录方式为 ENE(−)或 ENE(+);可分别用"U"或"L"表示颈部转移淋巴结位于环状软骨下缘之上或环状软骨下缘之下)。

病理区域淋巴结(pN)

Nₓ 区域淋巴结不能评估

N₀ 无区域淋巴结转移

N₁ 同侧单个淋巴结转移,最大径≤3cm;ENE(−)

N₂ 同侧单个淋巴结转移,最大径≤3cm,ENE(+);或 3cm< 最大径≤6cm,ENE(−);或同侧多个淋巴结转移,最大径≤6cm,ENE(−);或双侧或对侧淋巴结转移,最大径≤6cm,ENE(−)

N₂ₐ 单个同侧或者对侧淋巴结转移,最大径≤3cm,ENE(+);或同侧单个淋巴结转移,3cm< 最大径≤6cm,ENE(−)

N₂ᵦ 同侧多个淋巴结转移,最大径≤6cm,ENE(−)

N₂ᵪ 双侧或对侧淋巴结转移,最大径≤6cm,ENE(−)

N₃ 转移淋巴结最大径 >6cm,ENE(−);或同侧单个淋巴结转移,最大径 >3cm,ENE(+);或者多个同侧,对侧或双侧淋巴结转移,伴 ENE(+)

N₃ₐ 转移淋巴结最大径 >6cm,ENE(−)

N₃ᵦ 同侧单个淋巴结最大径 >3cm,且 ENE(+);或多个同侧,对侧或双侧淋巴结转移,伴 ENE(+)

注：临床和病理 ENE（extranodal extension，淋巴结包膜外侵犯）情况记录方式为 ENE（−）或 ENE（＋）；可分别用"U"或"L"表示颈部转移淋巴结位于环状软骨下缘之上或环状软骨下缘之下；书写时应加前缀 c 或 p 以区别临床分期和病理分期，如 cN_1 或 pN_1。

远处转移（M）

M_0　无远处转移。

M_1　有远处转移。

AJCC 预后分期组

0 期	T_{is}	N_0	M_0
I 期	T_1	N_0	M_0
II 期	T_2	N_0	M_0
III 期	T_3	N_0	M_0
	T_0	N_1	M_0
	T_1	N_1	M_0
	T_2	N_1	M_0
	T_3	N_1	M_0
IV A 期	T_{4a}	N_0	M_0
	T_{4a}	N_1	M_0
	T_0	N_2	M_0
	T_1	N_2	M_0
	T_2	N_2	M_0
	T_3	N_2	M_0
	T_{4a}	N_2	M_0
IV B 期	任何 T	N_3	M_0
	T4b	任何 N	M_0
IV C 期	任何 T	任何 N	M_1

参 考 文 献

1. JAMES R H, MYRON R T, EDWARD E. Contemporary Oral and Maxillofacial Surgery
   [M], 7th Edition. St.Louis: Elsevier, 2019.

2. DEEPAK K, PAUL T. Atlas of Oral and Maxillofacial Surgery [M]. St.Louis: Saunders, 2016.

3. FONSECA R J, BARBER H D, POWERS M P, et, al. Oral and Maxillofacial Trauma
   [M], 4th Edition. St.Louis: Saunders, 2013.

4. AMIN M B. AJCC Cancer Staging Manual [M]. 8th ed. New York: Springer, 2017.

5. LYDIATT W M, PATEL S G, O'SULLIVAN B, et al. Head and Neck cancers-major changes
   in the American Joint Committee on cancer eighth edition cancer staging manual [J]. CA
   Cancer J Clin, 2017, 67 (2): 122-137.

6. NEVILLE B W, DAMM D D, Allen C M, et al. Oral and Maxillofacial Pathology [M],
   4th Edition. St.Louis: Saunders, 2016.

7. MOORE U J. Principles of Oral and Maxillofacial Surgery [M], 6th Edition. Chichester:
   Blackwell, 2011.

8. MICHAEL M, ANTONIA K. Management of Complications in Oral and Maxillofacial
   Surgery [M]. Chichester: Wiley-Blackwell, 2012.

9. BOURGUIGNON C, COHENCA N, LAURIDSEN E, et al. International Association
   of Dental Traumatology guidelines for the management of traumatic dental injuries: 1.
   Fractures and luxations [J]. Dent Traumatol, 2020, 36 (4): 314-330.

10. RUGGIERO S L, DODSON T B, AGHALOO T, et al. American Association of Oral
    and Maxillofacial Surgeons' Position Paper on Medication-Related Osteonecrosis of the
    Jaws-2022 Update [J]. J Oral Maxillofac Surg, 2022, 80 (5): 920-943.

11. EHRENFELD M, MANSON P N, PREIN J. Principles of internal fixation of the
    craniomaxillofacial skeleton-trauma and orthognathic surgery [M]. Germany:

Thieme Medical Publishers, 2012.

12. NEFF A, MCLEOD N, SPIJKERVET F, et al. The ESTMJS（European Society of Temporomandibular Joint Surgeons）Consensus and Evidence-Based Recommendations on Management of Condylar Dislocation［J］. J Clin Med, 2021, 10（21）: 5068.

13. MOLEN A B M V D, BREUGEL V J M M, JANSSEN N G, et al. Clinical Practice Guidelines on the Treatment of Patients with Cleft Lip, Alveolus, and Palate: An Executive Summary［J］. J Clin Med, 2021, 10（21）: 4813.

14. RODRIGUEZ E D, LOOSE J E. Craniofacial, Head and Neck Surgery and Pediatric Plastic Surgery［M］. In: Neligan PC. Plastic surgery, Vol. 3, 3rd Edition. London: Elsevier Saunders, 2013.

15. MCINTOSH S E, HAMONKO M, FREER L, et al. Wilderness medical society practice guidelines for the prevention and treatment of frostbite［J］. Wilderness Environ Med, 2011, 22: 156-166.

16. HANDFORD C, BUXTON P, RUSSELL K, et al. Frostbite: a practical approach to hospital management［J］. Extrem Physiol Med, 2014, 22（3）: 7.

17. OHRBACH R, DWORKIN S F. The Evolution of TMD Diagnosis: Past, Present, Future ［J］. J Dent Res, 2016, 95（10）: 1093-1101.

18. 张志愿. 口腔颌面外科学［M］. 8版. 北京: 人民卫生出版社, 2020.

19. 高岩. 口腔组织病理学［M］. 8版. 北京: 人民卫生出版社, 2020.

20. 张祖燕. 口腔颌面医学影像诊断学［M］. 7版. 北京: 人民卫生出版社, 2020.

21. 何三纲. 口腔解剖生理学［M］. 8版. 北京: 人民卫生出版社, 2020.

22. BAXTER R. 舌系带过短［M］. 杨凯, 郑成燚. 重庆: 重庆出版社, 2022.

23. 何悦, 侯劲松, 李晓光, 等. 下颌骨放射性骨坏死临床诊疗专家共识［J］. 中国口腔颌面外科杂志, 2017, 15（5）: 445-456.

24. 潘剑, 刘济远. 药物相关性颌骨坏死的发病机制及其防治［J］. 华西口腔医学杂志, 2021, 39（3）: 245-254.

25. 陶谦, 何悦, 刘冰, 等. 开窗治疗颌骨囊性病变的专家共识［J］. 口腔疾病防治, 2020, 28（2）: 69-72.

26. 中华口腔医学会口腔颌面外科专业委员会脉管性疾病学组. 聚桂醇硬化剂治疗口腔颌面部血管瘤和脉管畸形专家共识［J］. 中国口腔颌面外科杂志, 2018, 16（3）: 275-278.

27. 郑家伟, 王绪凯, 秦中平, 等. 口服普萘洛尔治疗婴幼儿血管瘤中国专家共识［J］. 中国口腔颌面外科杂志, 上海口腔医学, 2016, 25（3）: 257-260.

28. 中华口腔医学会口腔颌面外科专业委员会.导航引导颌骨缺损重建技术流程及操作的专家共识［J］.中华口腔医学杂志,2019,54（5）:289-296.

29. 中国临床肿瘤学会指南工作委员会.中国临床肿瘤学会（CSCO）头颈部肿瘤诊疗指南2021［M］.北京:人民卫生出版社,2021.

30. 唐瞻贵,步荣发,刘彦普,等.口腔疣状癌临床诊治专家共识［J］.中国口腔颌面外科杂志,2018,16（4）:362-370.

31. 杨凯,郭伟,孙沫逸,等.口腔鳞状细胞癌时辰化疗中国专家共识［J］.中国口腔颌面外科杂志,2019,17（1）:7-12.

32. 郭伟,孙沫逸,冉炜,等.尼妥珠单克隆抗体注射液治疗口腔颌面-头颈部鳞癌专家共识［J］.实用口腔医学杂志,2021,37（4）:445-450.

33. 郭伟,任国欣,孙沫逸,等.中国人口腔黏膜黑色素瘤临床诊治专家共识［J］.中国口腔颌面外科杂志,2021,19（6）:481-488.

34. 刘冰,何悦,彭歆,等.牙源性角化囊肿诊疗中国专家共识［J］.中国口腔颌面外科杂志,2022,20（3）:209-218.

35. 中华医学会整形外科分会血管瘤和脉管畸形学组.血管瘤和脉管畸形诊断和治疗指南（2016版）［J］.组织工程与重建外科杂志,2016,12（2）:63-93.

36. 中华耳鼻咽喉头颈外科杂志编辑委员会头颈外科组.头颈部鳞状细胞癌颈淋巴结转移处理的专家共识［J］.中华耳鼻咽喉头颈外科杂志,2016,51（1）:25-33.

37. 中国抗癌协会淋巴瘤专业委员会,中国医师协会肿瘤医师分会,中国医疗保健国际交流促进会肿瘤内科分会.中国淋巴瘤治疗指南（2021年版）［J］.中华肿瘤杂志,2021,43（7）:707-735.

38. 李云鹏,石冰,张浚睿,等.口腔颌面部间隙感染诊疗专家共识［J］.中华口腔医学杂志,2021,56（2）:136-144.

39. 中华口腔医学会口腔颌面外科专业委员会.导航引导单侧眼眶骨折重建术技术流程及操作的专家共识［J］.中华口腔医学杂志,2019,54（7）:440-444.

40. 中华医学会神经病学分会,中华医学会神经病学分会神经肌肉病学组,中华医学会神经病学分会肌电图与临床神经电生理学组.中国特发性面神经麻痹诊治指南［J］.中华神经科杂志,2016,49（2）:84-86.

41. 中华医学会神经外科学分会功能神经外科学组,中国医师协会神经外科医师分会功能神经外科专家委员会,上海交通大学颅神经疾病诊治中心.三叉神经痛诊疗中国专家共识［J］.中华外科杂志,2015,53（9）:657-664.

42. 中华口腔医学会口腔颌面外科专业委员会正颌外科学组.牙颌面畸形诊断与治疗指南［J］.中国口腔颌面外科杂志,2011,9（5）:415-419.

43. 郭伟.头颈肿瘤诊断治疗学[M].北京:人民军医出版社,2013.
44. 杨凯,温玉明.颈淋巴结清扫术100年回顾与展望[J].临床口腔医学杂志,2005,21(10):634-637.
45. 中华口腔医学会口腔颌面-头颈肿瘤专业委员会.舌黏膜鳞状细胞癌外科治疗的专家共识[J].中华口腔医学杂志,2022,57(8):836-848.
46. 杨芳,杨凯,唐洪,等.切断颌下神经节节前副交感神经纤维治疗原发性流涎症[J].重庆医科大学学报,2016,41(1):106-108.
47. 侯锐,翟新利,方剑乔,等.原发性三叉神经痛中西医非手术诊疗方法的专家共识[J].实用口腔医学杂志,2022,38(2):149-160.
48. 孙坚.口腔颌面-头颈部功能性重建[M].南京:江苏科学技术出版社,2012.
49. 俞光岩,马大权.唾液腺病学[M].2版.北京:人民卫生出版社,2014.
50. 石冰,傅豫川,尹宁北,等.唇腭裂序列治疗与关键技术的应用[J].华西口腔医学杂志,2017,35(1):8-17.
51. 傅豫川.唇腭裂序列治疗计划[M].北京:人民卫生出版社,2017.
52. 李巍然.唇腭裂与正畸治疗[M].北京:北京大学医学出版社,2022.
53. 唇腭裂多学科协作诊疗专家组.唇腭裂孕前-产前-产后多学科协作诊疗流程专家共识[J].中华口腔医学杂志,2021,56(11):1059-1065.
54. 王奕,李承浩.唇腭裂手术治疗 唇腭裂序列治疗丛书[M].北京:人民军医出版社,2015.
55. 李杨,尹恒.腭裂语音评估与治疗 唇腭裂序列治疗丛书[M].北京:人民军医出版社,2015.
56. 胡静.正颌外科学[M].北京:人民卫生出版社,2010.
57. 胡静,王大章.颌面骨骼整形手术图谱[M].北京:人民卫生出版社,2013.
58. 刘建华,张志愿,石冰,等.唇缺损局部组织瓣修复重建专家共识[J].中国口腔颌面外科杂志,2019,17(5):391-396.
59. 中华口腔医学会口腔颌面修复专业委员会.下颌骨缺损修复重建治疗专家共识[J].中华口腔医学杂志,2019,54(7):433-439.
60. ALANI A,CALVERT G.牙外伤临床指南[M].杨凯,郑成燚.重庆:重庆出版社,2023.
61. 刘磊,向中正,李一,等.头颈部鳞癌免疫检查点抑制剂治疗专家共识[J].华西口腔医学杂志,2022,40(6):619-628.